微创牙髓治疗技术
Minimally Invasive Approaches in Endodontic Practice

U0225529

微创牙髓治疗技术
Minimally Invasive Approaches in
Endodontic Practice

微创牙髓治疗技术

Minimally Invasive Approaches in Endodontic Practice

（意）詹卢卡·普洛蒂诺　主编
（Gianluca Plotino）

刘　贺　夏凌云　赵　申　主译

沈　雅　主审

北方联合出版传媒（集团）股份有限公司
辽宁科学技术出版社
沈阳

图文编辑

刘 菲 刘 娜 康 鹤 肖 艳 王静雅 纪凤薇 刘玉卿 张 浩 曹 勇 杨 洋

First published in English under the title
Minimally Invasive Approaches in Endodontic Practice,
edited by Gianluca Plotino, edition:1
Copyright © Springer Nature Switzerland AG, 2021
This edition has been translated and published under licence from
Springer Nature Switzerland AG.
Springer Nature Switzerland AG takes no responsibility and shall not be made liable for the
accuracy of the translation.

©2023，辽宁科学技术出版社。
著作权合同登记号：06-2021第271号。

图书在版编目（CIP）数据

微创牙髓治疗技术/（意）詹卢卡·普洛蒂诺（Gianluca Plotino）主编；刘贺，夏凌云，赵申主译. —沈阳：辽宁科学技术出版社，2023.1

ISBN 978-7-5591-2778-5

Ⅰ.①微… Ⅱ.①詹… ②刘… ③夏… ④赵… Ⅲ.①牙髓病—显微外科学 Ⅳ.①R781.3

中国版本图书馆CIP数据核字（2022）第191894号

出版发行：辽宁科学技术出版社
　　　　　（地址：沈阳市和平区十一纬路25号　邮编：110003）
印 刷 者：凸版艺彩（东莞）印刷有限公司
经 销 者：各地新华书店
幅面尺寸：210mm×285mm
印　　张：12
插　　页：4
字　　数：240千字
出版时间：2023年1月第1版
印刷时间：2023年1月第1次印刷
策划编辑：陈　刚
责任编辑：杨晓宇
封面设计：袁　舒
版式设计：袁　舒
责任校对：李　霞

书　　号：ISBN 978-7-5591-2778-5
定　　价：198.00元

投稿热线：024-23280336
邮购热线：024-23280336
E-mail:cyclonechen@126.com
http://www.lnkj.com.cn

致谢

Acknowledgments

这本书总结了过去18年来我在临床和科研工作中的经验与思考。在人生旅途中，我很幸运遇到了一些对我的生活、工作以及思维方式产生深刻影响的人。

首先，要特别感谢家人、朋友，他们总是支持我所做的每一件事，并给予我不断超越自我的力量。

其次，要感谢Nick和Ferr。他们如同我的兄弟，也是我在事业上不可或缺的合作伙伴。

再次，要感谢Vinio、Enzo和Gaetano。他们拓宽了我在牙医学和牙髓病学领域的视野，帮助我跳出常规思维、巩固横向思维。我还要感谢我在本科生和研究生教育阶段的老师Francesco和Gianluca。

最后，我要感谢本书所有的作者。他们的努力成就了这本奇妙的著作！

詹卢卡·普洛蒂诺

审译者名单
Reviewer & Translators

主 审

沈 雅 加拿大英属哥伦比亚大学牙医学院牙体牙髓系

主 译

刘 贺 加拿大英属哥伦比亚大学牙医学院牙体牙髓系

夏凌云 湖北医药学院附属太和医院口腔医学中心

赵 申 首都医科大学附属北京口腔医院

副主译

仇 宁 苏州康美口腔医院综合科

张洪波 广州医科大学附属口腔医院牙周病科

陆 乐 苏州大学附属口腔医院牙体牙髓病科

石 磊 青岛市中医医院（市海慈医院）口腔科

译 者（按姓名首字笔画为序）

于小青 济南市口腔医院牙体牙髓病一科

仇 宁 苏州康美口腔医院综合科

石 磊 青岛市中医医院（市海慈医院）口腔科

刘 贺 加拿大英属哥伦比亚大学牙医学院牙体牙髓系

张洪波 广州医科大学附属口腔医院牙周病科

陆 乐 苏州大学附属口腔医院牙体牙髓病科

赵 申 首都医科大学附属北京口腔医院

郝 晶 杭州口腔医院

夏凌云 湖北医药学院附属太和医院口腔医学中心

喻 健 武汉大学口腔医院儿童口腔科

主译简介
Chief Translators

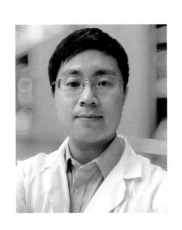

刘 贺

工作单位：加拿大英属哥伦比亚大学牙医学院牙体牙髓系

个人简介：先后赴意大利锡耶纳大学医院、加拿大英属哥伦比亚大学牙医学院进行临床科研训练。近年来在《中华口腔医学杂志》《Journal of Endodontics》等学术杂志上发表论文30余篇。担任《Bioactive Materials》青年编委、社交媒体编委、客座主编，《Journal of Endodontics》科学顾问委员会成员，《临床口腔医学杂志》编委，10余本中英文学术杂志审稿人。主译学术著作4部，副主译1部。

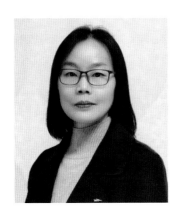

夏凌云

工作单位：湖北医药学院附属太和医院口腔医学中心

个人简介：科室主任，口腔医学博士。毕业于武汉大学口腔医学院。曾赴加拿大英属哥伦比亚大学牙医学院访问。近年来在《Journal of Dental Research》《Journal of Endodontics》等学术杂志上以第一作者身份发表论文多篇。主译学术著作1部，副主译1部。

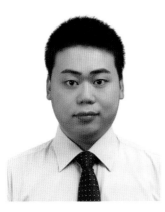

赵 申

工作单位：首都医科大学附属北京口腔医院

个人简介：口腔医学博士。先后毕业于上海交通大学口腔医学（七年制）专业、日本北海道大学大学院齿学研究院。"日中笹川医学奖学金"获得者，入选首都医科大学附属北京口腔医院"青年科技创新人才培育计划"。以第一作者身份发表SCI论文3篇，参译学术著作3部。

主审简介
Chief Reviewer

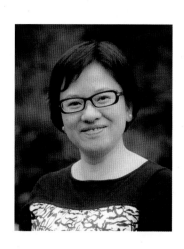

沈 雅

工作单位：加拿大英属哥伦比亚大学牙医学院牙体牙髓系

个人简介：教授，博士生导师。加拿大英属哥伦比亚大学牙医学院牙体牙髓系主任，国际交流部主任。曾担任《Visual Endodontics》共同主编、《Endodontic Topics》副主编，现担任《Bioactive Materials》副主编、《Frontiers in Dental Medicine》副主编、《International Endodontic Journal》编委、《Journal of Endodontics》科学顾问委员会成员。国际权威教科书《Ingle's Endodontics（第7版）》《Textbook of Endodontology（第3版）》编委。发表SCI论文180余篇，H指数44。

前言

Preface

微创治疗技术是当前牙科领域的热门话题。近年来，随着器械、材料和技术的快速发展，牙医学的所有领域都主张对健康的人体组织结构进行最小限度的干预和最大限度的保存。

"少即是多"这一理念是一种基于极简主义原则的生活哲学，然而人们常常混淆"简单"与"简化"。微创牙科治疗的宗旨常被某些人错误解读，他们感兴趣的只是简化的操作。实际上，微创牙科治疗的目标是促进牙医学所有专业领域内的患者都能接受侵入性最小的最佳治疗。

微创牙科治疗是一种随着器械、材料和技术的不断发展而出现的理念，促使医生摒弃一些在牙髓病学领域根深蒂固的陈旧理念与教条，并接受范式转移——一个学科领域内的基本概念和实践操作的根本性变化。范式转移是一次科学变革，当科学领域内正常运作的主导范式不适用于新的现象时，便会发生范式转移，促使人们采用新的理论或范式。

牙髓病学是牙医学中最容易摒弃陈旧理念、接受崭新理念的领域，因此微创治疗理念很容易进入牙髓病学领域。

在过去的20年里，牙髓病学领域持续地经历着发展与革新。在日常的临床实践中，新的器械、材料、技术、设备和理念不断涌现。医生接受微创牙髓治疗的理念并运用于临床实践中，完美地诠释了该领域中的一些传统观点是如何被新的理念所取代的。

科学界当前的任务是验证这些新的理念，并为医生提供基于循证的操作指南。

本书客观地向读者介绍了牙髓治疗中的微创理念与技术，描述了先进的、基于最新科学证据的临床操作步骤。

在此，我要强调一个非常重要的理念：所有的牙科治疗，特别是牙髓治疗，都必须以解剖为基础和指导。

正是根管解剖决定了牙髓治疗的每一个步骤，从而取得可预测的长期疗效。这就是我所要阐述的："微创"这一术语必须被视为"根管解剖"的同义词，因此"微创牙髓治疗"也被称为**"基于根管解剖的牙髓治疗"**。

詹卢卡·普洛蒂诺

于意大利罗马

目录

Contents

扫一扫即可浏览
参考文献

第1章 牙本质保存技术在根管治疗中的应用

The Role of Modern Technologies for Dentin Preservation in Root Canal Treatment

Carlos Bóveda, Anil Kishen

目录

1.1 引言

传统的根管治疗依靠二维（2D）影像学图像和临床评估来了解牙根的形态和根管的解剖结构。尽管现代根管治疗术取得了多项技术进步，但是为了探查根管而以去除部分牙本质组织为代价仍然是根管治疗中的一种常见做法（图1.1）。传统根管治疗的成功率为68%~85%[1]，常规根管治疗失败可能有多种原因，比如根管预备中遗漏根管，导致根管内残留感染[1]，以及破坏了根管结构的完整性，导致牙根折裂[2]。

遗漏根管内残留的细菌可能会导致根管治疗失败，形成牙髓根尖周病[1]。一项研究纳入了5616例经根管治疗/再治疗的上颌第一/第二磨牙，结果显示遗漏MB2导致根管治疗的长期成功率显著降低[3]。另一项前瞻性研究发现[4]，在1100颗根管治疗失败的牙齿中，遗漏根管的发生率为42%。也有学者认为恰当地扩大根管冠方和根尖对于根管冲洗、消毒至关重要[5]。因此，定位所有根管、恰当地扩大根管并使用抗菌冲洗剂冲洗是根管治疗

C. Bóveda (✉)
Cátedra de Endodoncia, Facultad de Odontología, Universidad Central de Venezuela, Caracas, Distrito Capital, Venezuela
e-mail: carlosboveda@carlosboveda.com

A. Kishen
Graduate Education, Faculty of Dentistry, University of Toronto, Toronto, ON, Canada
e-mail: anil.kishen@dentistry.utoronto.ca

© Springer Nature Switzerland AG 2021
G. Plotino (ed.), *Minimally Invasive Approaches in Endodontic Practice*,
https://doi.org/10.1007/978-3-030-45866-9_1

1

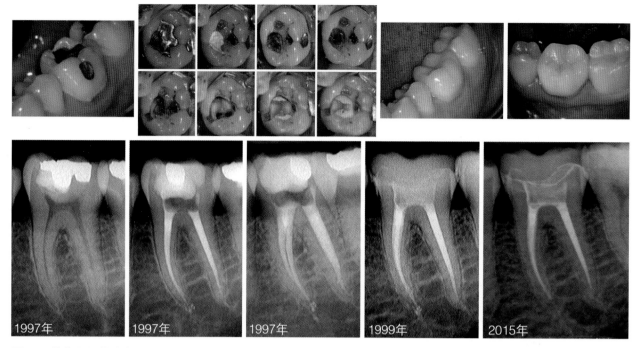

图1.1 传统的根管治疗。医生基于二维影像学图像制订治疗方案，完全揭除髓室顶，建立可直线进入根管的通路，主观决定根管预备的锥度，通过肉眼观察根管解剖变异。根管治疗后对牙尖进行保护性覆盖修复，以提高长期成功率。随访18年。该病例的修复治疗由Edward De Veer博士（Caracas，Venezuela）完成。

（根管预备）的主要目标（图1.2）。

　　根管治疗过程中破坏根管结构的完整性，会导致治疗后的牙齿产生裂纹或发生折裂。牙本质由于医源性和非医源性原因而丧失后，剩余牙本质的厚度对于牙齿的存留至关重要[2]。有研究认为，根管冠方预敞和桩道预备过程中过度去除牙本质，是导致牙根纵裂（VRF）的原因[6-8]。牙根原有形态与根管解剖结构特征会影响根管机械预备后牙本质的去除程度和剩余牙本质厚度[9]。椭圆形的根管被预备成圆形时会受到很大的影响，这样会导致在牙根横断面的偏心位置上剩余牙本质厚度显著减少[6,10]（图1.3）。颈周牙本质（PCD）是指位于牙槽嵴顶冠方4mm至根方4mm的牙本质[11]。研究证实，颈周牙本质会影响牙根的抗弯性和应力/应变分布模式。当颈周牙本质减少，牙根的弯曲应力提高时，会增加牙根纵裂的风险[7]。在根管治疗的临床操作中，医生既需要平衡根管预备的程度以达到最佳的消毒效果，又要在根管预备过程中保留牙本质，以保持牙根的机械性能，这可能是根管治疗的真正难题。为实现以上目标，现代根管治疗的技术和理念在不断革新。

1.2　牙本质保存技术：第一阶段——确定治疗方案

1.2.1　锥形束计算机断层扫描（CBCT）成像

　　传统的牙科X线片可提供三维结构的二维影像。在牙髓根尖周病的诊疗中，由于牙齿中存在复杂的根管解剖结构，影像学方法已成为获取髓腔、根管的解剖标志与形态特征的重要工具。然而由于二维X线影像的局限性，比如牙齿和周围牙槽骨结构的叠加，以及无法显示牙体及周围牙槽骨真实的三维结构，会增加读片的难度[12]。二维影像的解读具有主观性，并且会受到不同参数的

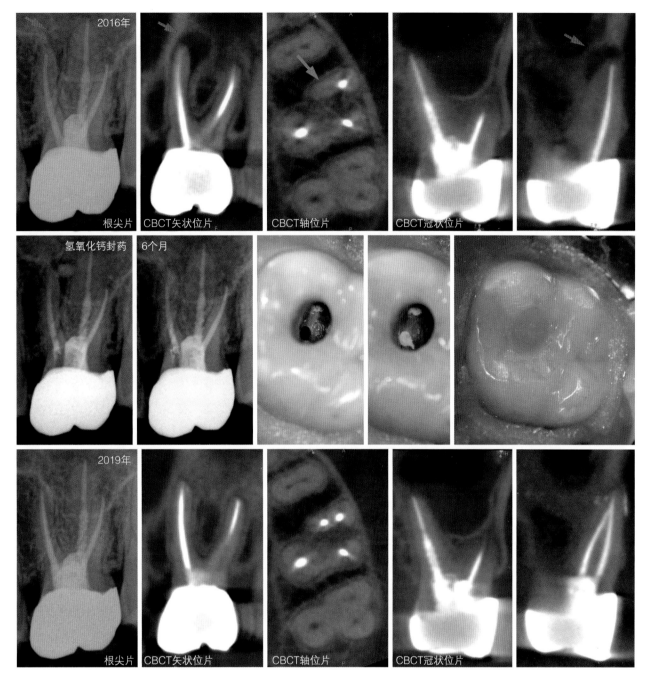

图1.2　遗漏根管（未治疗的根管）是根管治疗失败的主要原因之一。根尖片有时能提示与遗漏根管相关的根尖周病变。CBCT可以更详细地显示遗漏的根管解剖，有助于更精确的诊断和适当的治疗。该病例经两次治疗，仅处理了遗漏的MB2（选择性根管再治疗）。随访3年。

影响，例如X线的投照角度[13]。CBCT成像可提供牙齿与周围骨结构的高质量3D视图，并从3个平面提供图像信息[14]（图1.4）。

近年来，小视野（FOV）CBCT已逐渐用于根管治疗。CBCT在根管治疗中可用于：①根尖片检查结果不一致时的各种临床情况；②显示复杂的解剖结构，特别是初次根管治疗时高度怀疑患牙存在额外根管；③牙根或根管的形态复杂；④钙化根管的定位；⑤根尖片不能确诊根折；⑥根管治疗后，根尖周病变不愈合；⑦出现根管治疗后

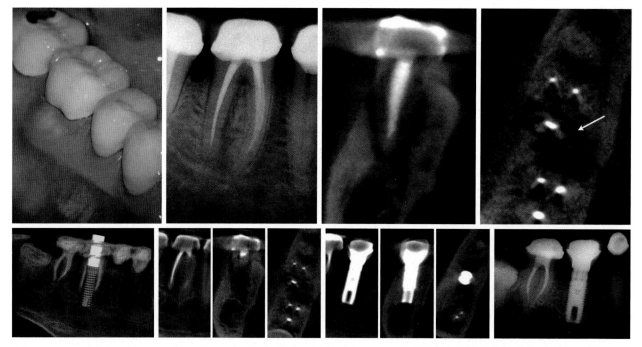

图1.3   尽管传统根管治疗术的成功率很高（68%～85%），但是仍存在失败的病例，其中包括那些虽然经过规范化根管治疗，但牙根结构被破坏或遗漏了某些根管复杂解剖结构的病例。该病例中，患牙在进行根管治疗和修复治疗10年后，远中根发生牙根纵裂。患牙最终被拔除并进行种植及冠修复。该病例由Maria del Pilar Rios C博士（Caracas，Venezuela）提供。

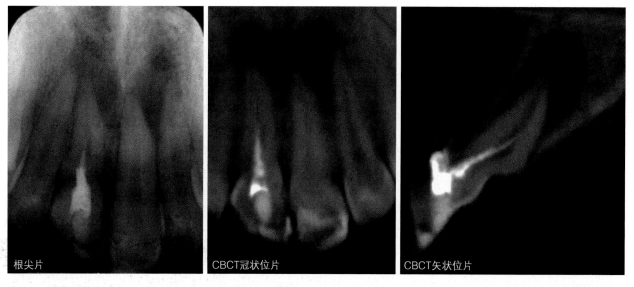

图1.4   三维物体的二维X线片仅能显示该投照角度可以观察到的内容。在根管治疗中，由于牙齿与周围结构影像的叠加，可能隐藏一部分信息。CBCT矢状位影像显示该病例上颌中切牙的牙冠与牙根在轴线上存在异常的偏移，然而二维X线片无法显示这一信息。

并发症；⑧某些牙外伤；⑨存在牙根吸收；⑩对根管治疗后仍存在症状或体征的病例进行评估；⑪当小视野CBCT是根管治疗首选的成像方式[15]。总之，当医生对二维X线片结果产生疑问时，都可以选择CBCT，比如有时仅仅通过X线片并不能发现吸收性缺损（图1.5）。即使当X线片显示患牙存在某些问题时，一些有价值的信息也可能被隐藏（图1.6），比如可能存在额外的根管。医生通常在事先无法确定患牙复杂根管解剖的情况下，需要探索患牙中可能存在的问题，此时进行根管探查可能会过度破坏牙本质。

CBCT可为根管治疗提供一些具有重要价值的

信息（图1.7）。使用CBCT进行术前详细评估可获得以下信息：

- 诊断根尖周病变。
- 确定根管治疗的开髓口。
- 评估根管解剖结构。
  - 髓室的大小与位置。
  - 牙根和根管的数目。
  - 根管形态。
  - 根管弯曲度。
  - 确定工作长度。
  - 根管分叉。
  - 牙颈部的牙根形态和根管尺寸。

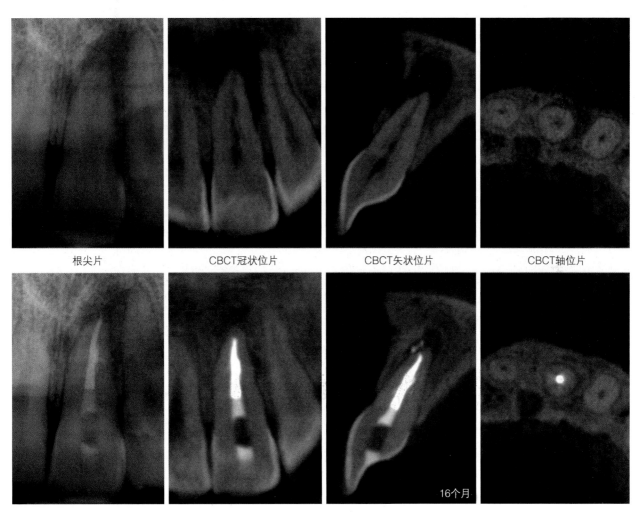

| 根尖片 | CBCT冠状位片 | CBCT矢状位片 | CBCT轴位片 |

16个月

图1.5 根尖片有时无法显示患牙是否存在吸收，也不能反映牙齿周围组织的真实状况。根尖片的这一缺点突显出CBCT成像的重要性，因此医生是否必须严格按照上述适应证来确定对患牙进行CBCT检查，存在争议。根据充足的信息才能做出最终诊断并制订治疗方案。该病例显示X线检查中未见明显根管内吸收。CBCT不同层面的三维图像可辅助诊断和制订治疗计划。在缺乏诊断信息的情况下进行治疗会增加根管治疗失败的风险。根管治疗后16个月随访，X线片显示根尖骨质部分愈合。患牙无症状，需定期随访。

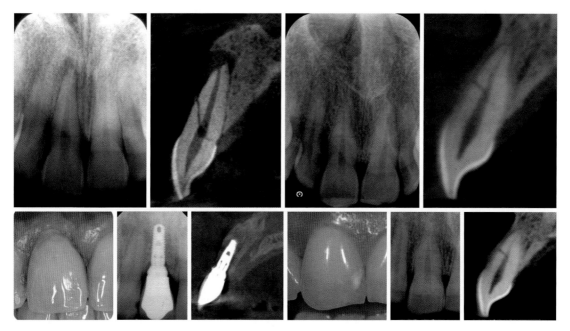

图1.6 CBCT有助于更准确地提供常规二维X线片无法显示的信息。这两个水平根折病例在根尖片上看起来非常相似：均见根折影像和少量骨缺损。CBCT矢状位影像显示两个病例存在完全不同的情况，包括根折线的长度、位置与方向，以及最重要的骨缺损的延伸方向，因此这两个病例需要采取两种截然不同的治疗方法：第一个病例进行拔牙后种植修复，而第二个病例进行简单观察即可，不需要任何治疗干预。这两个病例的随访时间均为6年。第一个病例的种植和引导骨再生治疗由Ernesto Muller博士和Luis Alberto García博士完成，冠部修复由Tomás Seif 博士（Caracas，Venezuela）完成。

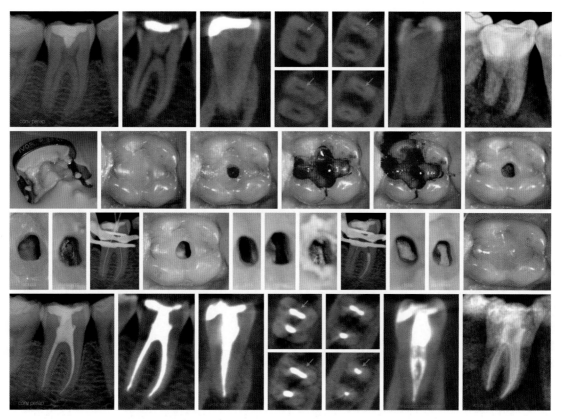

图1.7 CBCT可以为初次根管治疗提供一些重要信息，从而产生一种新的治疗流程：CBCT用于辅助诊断、开髓洞形设计、识别与分析根管解剖结构，以确定治疗方法，随后评估操作过程和治疗效果。该治疗流程根据患牙的解剖学特征进行详细的术前虚拟分析，以便预先判断治疗过程可能对牙本质结构造成的损失，从而专注于解决临床实际问题。

1.2.1.1　诊断根尖周病变

Bender和Seltzer[16-17]提出了二维X线片对于诊断根尖周病变的局限性。他们认为，当根尖周病变累及皮质骨板时在X线片才可显示。因此，当患牙存在根尖周病变时，通过二维X线检查有时无法发现，而CBCT影像能显示根尖周病变[18]。CBCT与二维X线片相比，可以在根尖周病变早期显示患牙根尖区域的影像学变化[19]。研究发现，对于下颌后牙与上颌后牙的各个牙根，CBCT识别的根尖周病变，比根尖片多62%[12]。需要注意的是，对于伴有根尖周病变的患牙，尽早进行根管治疗效果会更好[20]。此外，如果根据患牙是否存在根尖周病变来决定根管治疗的次数，CBCT的诊断作用就至关重要[21]（图1.8）。

1.2.1.2　确定根管治疗的开髓口

根管治疗的开髓口是最便于制备开髓窝洞的部位。髓室在咬合面上的投影可作为髓腔的入口。常规根管治疗的开髓口无须个性化设计。但在一些病例中，常规的开髓口可能会影响治疗。此外，二维X线片由于存在影像变形，所提供的信息可能会误导治疗过程（图1.9）。CBCT影像有助于定位髓腔入路，可作为一种探索根管解剖的有效工具，其效果恰如牙齿的组织学切片[22]（图1.10）。

1.2.1.3　评估根管解剖结构

髓室的大小与位置

确定髓室的各项参数有助于医生设计正确的根管入路。在临床实践中，医生在开髓时通常依靠落空感来判断钻针是否进入髓室，然而一些牙齿髓室的垂直高度不足以产生落空感[23]。对于髓腔钙化的病例，医生需要尝试不同的开髓方法。

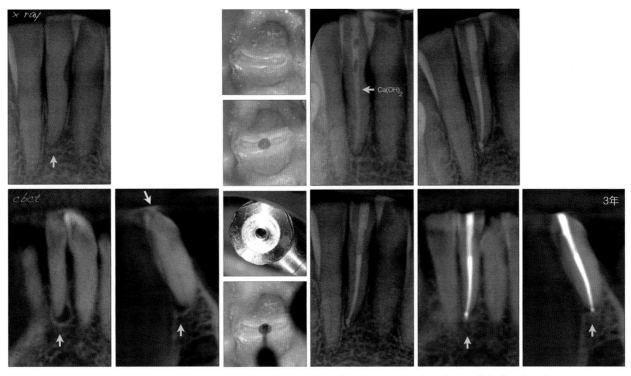

图1.8　CBCT不同层面提供的信息有助于制订治疗计划，包括设计开髓入路（该病例由于根管钙化，切端圆形的洞形优于传统的舌侧椭圆形开髓洞形）。CBCT影像可显示常规二维X线片上无法显示的根尖周透射影，因此患牙在根管预备后需要氢氧化钙封药。在治疗过程中，为避免过度去除牙本质，可以使用超声工作尖。常规治疗使用高速钻针时视野受限，可通过放大镜或显微镜等放大辅助工具，配合使用超声工作尖，选择性地去除牙本质。该病例中CBCT影像显示患牙伴有根尖周病变，但是二维X线片上未见明显根尖周病变，术后3年随访时拍摄的CBCT显示根尖骨质愈合。

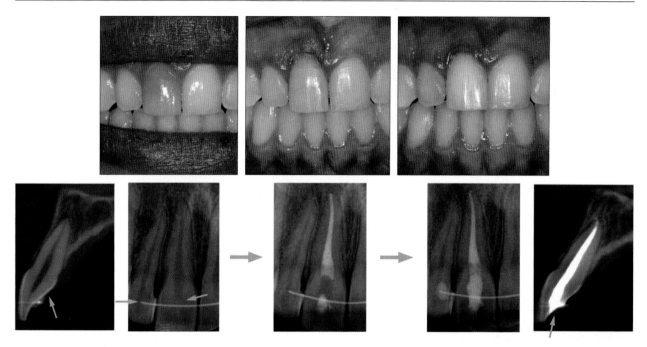

图1.9　通过CBCT影像确定适当的开髓口。在这个特殊的病例中，二维X线片显示由于金属丝的投影位于切牙髓角，因此常规的舌侧开髓口应位于舌侧固定器的下方。然而CBCT影像显示常规舌侧开髓口既不能提供近乎平行于根管长轴的入路，又不能揭全髓角。CBCT矢状位片显示在正畸弓丝上方更靠近切端的位置开髓更有助于达到生物学、技术性和结构性的目标。

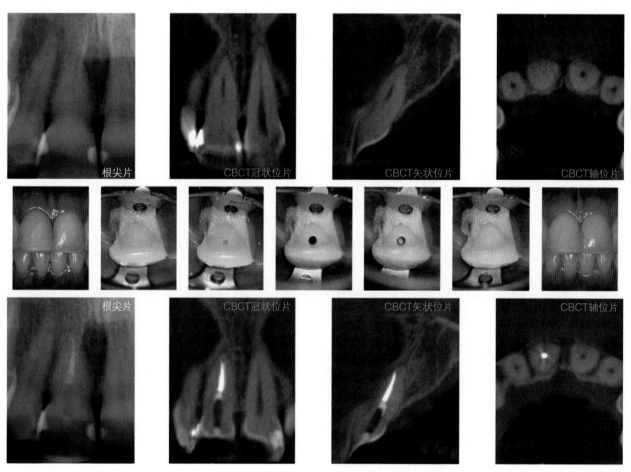

图1.10　对于根管严重钙化的病例，CBCT影像有助于定位根管，设计治疗方案（比如开髓口）。与常规的三角形舌侧开髓洞形相比，在牙根中心部位、偏向切端的圆形开髓口更适于获得平行于根管长轴的入路。

根据二维X线片上的解剖标志所测量的长度并不准确，然而通过CBCT影像（体素可达0.076mm）测量的长度更准确（图1.11）。髓室底牙本质是颈周牙本质的一部分，因此保存这部分的组织至关重要。

牙根和根管的数目

术前评估根管解剖结构是根管治疗的关键步骤[24]。由于根尖片的二维局限性和周围解剖结构影像重叠，所提供的关于根管数量与形态的信息较为有限[25]。根管治疗失败存在多方面原因，遗漏根管是根管治疗失败的主要原因之一。因此，对于根管治疗失败病例，定位以往根管治疗所遗漏的牙根和根管至关重要。有研究对已进行根管治疗的人群进行调查，结果显示23.04%的牙齿遗

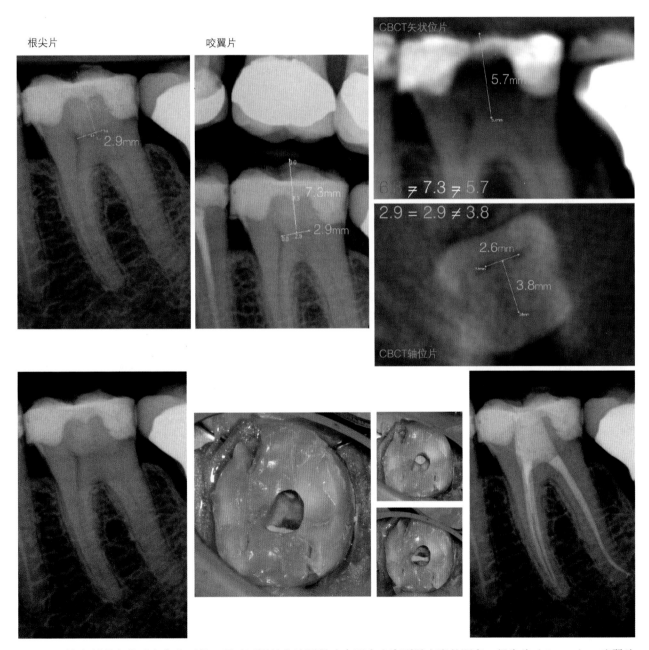

图1.11 该病例髓室的垂直高度不足。通过不同的方法测量咬合面中央窝到髓室底的距离：根尖片（6.8mm）；咬翼片（7.3mm）；CBCT矢状位片（5.7mm）。二维X线片常因投照角度不同而产生误差。因此，使用根尖片测量可能会导致开髓过程中过度去除颈周牙本质。通过CBCT测量所获得的数据较为准确，该病例中所使用的CBCT影像的体素为0.076mm。

漏根管。遗漏根管的牙齿与未遗漏根管的牙齿相比，前者根尖周病变的发生率比后者高4.38倍[26]。二维X线片在识别根管结构方面效果不佳，而CBCT影像与金标准（micro-CT）接近[27]。

CBCT影像通常能显示大多数解剖变异，也可以较准确地评估牙齿外部与内部解剖结构。在临床根管治疗中，CBCT的分辨率以及图像质量，足以在低辐射和低剂量的条件下显示根管解剖结构[28]。其准确度类似于根管染色、透明化技术，可用于识别根管解剖结构[29]。研究表明，在确定下颌磨牙的根管数量方面，CBCT影像比根尖片更准确[30-31]。为了定位根管时避免过度磨除牙体组织，医生必须熟练掌握根管解剖学知识，比如上颌第一磨牙的根管解剖较为复杂，近颊根的双根管发生率为18.6%～96%[32]，其中双根管发生率的加权平均值约为56.8%，单根管的加权平均值约为43.1%（图1.12）。

根管形态

根管系统解剖结构的复杂性与根管治疗方案的制订、治疗过程和治疗结果直接相关[34]。全面了解根管解剖结构是控制根管感染的关键要素之一。不了解根管解剖结构就无法进行恰当的根管清理、成形和封闭，常导致根管治疗失败。常见的根管形态包括圆形、椭圆形、带状、C形等。临床上，医生常通过拍摄根尖片和直接观察来识别根管解剖结构[35-36]。然而，二维X线片只能部分显示根管解剖结构。如果根尖片上显示根管偏离牙根的中心位置，根管或牙周膜的轮廓变形，并且直径比常规的根管更宽，表明患牙可能存在特殊的根管解剖结构。因此，为了更直观地观察根管解剖结构，有学者建议在根管内使用X线阻射剂[37]。此外，周围解剖结构重叠和影像变形进一步影响根管结构的评估[38]。CBCT可以克服以上障碍，消除周围解剖结构重叠影像的影响，医生可

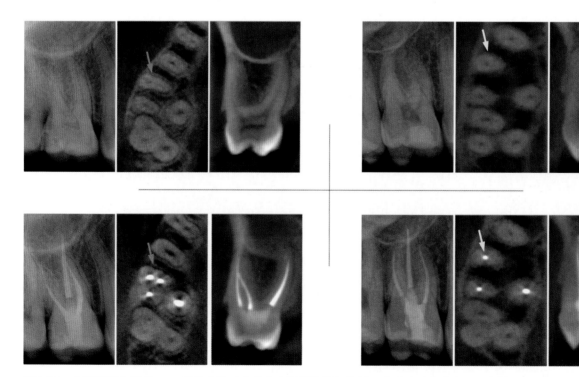

图1.12 小视野高分辨率CBCT影像有助于术前确定根管数量与位置。在委内瑞拉人中，上颌第一磨牙MB2的发生率约为47.1%[33]，CBCT轴位片可清晰而准确地显示根管数量与位置，不仅可提供定位根管所需的信息，还可避免去除过多牙体组织，从而保存颈周牙本质。

通过CBCT三维影像来分析任何层面的根管形态结构。对于评估根管解剖结构，二维X线片的效果不佳，CBCT影像与金标准（micro-CT）之间无显著差异[27]（图1.13和图1.14）。

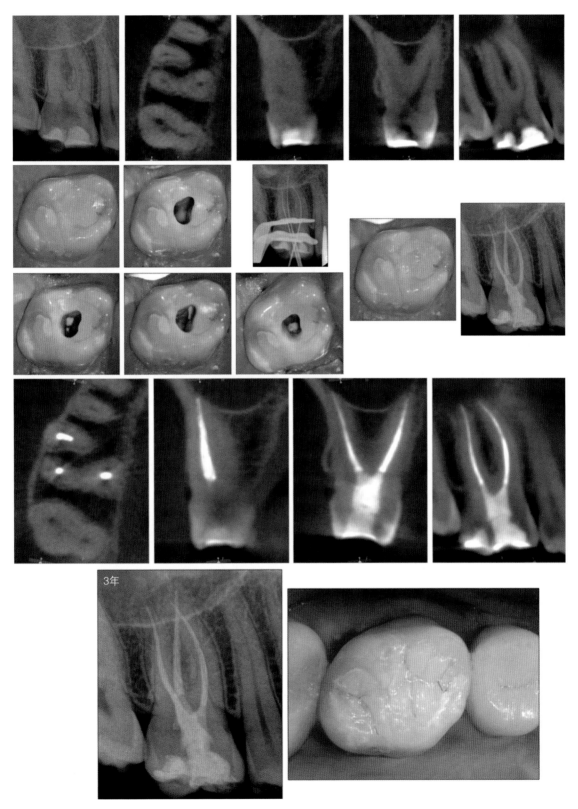

图1.13　只有充分了解根管解剖结构才能完善根管治疗。当根管存在峡区时，医生可通过CBCT三维影像制订治疗计划，进行术中导航。该病例中，上颌第一磨牙的近颊根存在峡区。随访3年。该病例由Tomás Seif 博士（Caracas，Venezuela）提供。

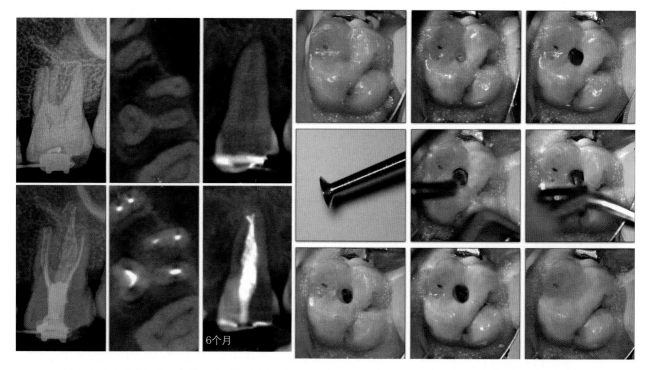

图1.14　根尖片无法准确评估上颌第一磨牙腭根周围的骨质情况。术前CBCT轴位片显示腭根呈C形。该病例拟进行微创根管治疗，牙髓组织可能残留在髓腔倒凹中。为了有效清理髓腔，可使用特殊设计的平头超声工作尖。随访6个月。

根管弯曲度

　　为了在根管治疗过程中维持根管解剖结构，医生需要在术前了解根管弯曲度。根管弯曲度可能会影响开髓口的设计、机械预备和根管充填。根管弯曲度较大容易引起医源性并发症，比如残髓、器械分离、桩道穿孔和根管偏移[39-41]。二维X线片不能准确显示根管的解剖学、形态学和生物学特征。二维图像评估根管弯曲度的能力取决于X线投照方向与弯曲牙根的轴心垂直度。由于根管可能存在多个维度的弯曲，因此通过二维X线片难以准确评估根管弯曲度。CBCT影像可有效评估根管解剖结构[22]，目前已成功用于三维评估根管弯曲度和牙根方向[42]（图1.15和图1.16）。有学者提出了一种通过软件分析CBCT影像来确定根管弯曲半径的方法[43]。该方法首先通过软件确定3个标记点，然后计算根尖和冠方两个方向的根管弯曲半径。这种软件分析方法可以从CBCT影像中提取更多信息，对于治疗计划的制订和弯曲根管的预备具有一定价值。

确定工作长度

　　确定工作长度是根管治疗过程中的关键环节之一。工作长度过长可能会导致根管过度预备，而工作长度过短可能会导致根管预备不足。在临床实践中，医生通常依靠根尖片和电子根尖定位仪来确定工作长度。通过根尖片确定工作长度存在主观性，并且在X线成像过程中三维物体投照至二维平面会造成影像形变，因此根尖片无法准确测量工作长度[44-46]。另外，电子根尖定位仪的测量值在某些情况下可能会存在误差，比如根管部分或完全钙化[47]。根尖部复杂的解剖结构也可能会影响电子根尖定位仪的性能。也有报道称，侧方开口的根尖孔或存在多个根尖孔时可能会影响电子根尖定位仪的测量精度[48-50]。因此，与仅使用根尖片测量工作长度相比，将根尖片与电子根尖定位仪结合可提高测量工作长度的准确性[51-52]。

　　有研究比较了CBCT影像与电子根尖定位仪测量工作长度的准确性[12,53]。研究结果认为，通过CBCT可准确测量工作长度。另一项研究认为，当

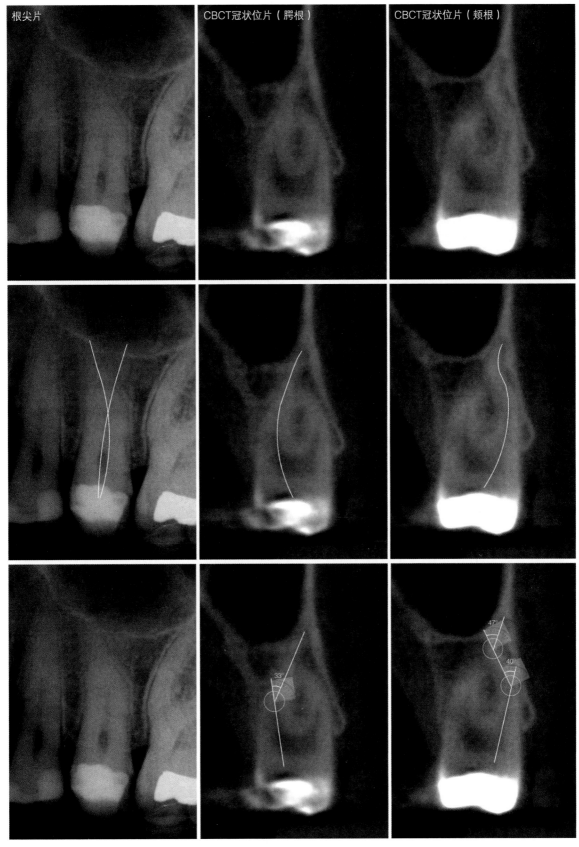

| 根尖片 | CBCT冠状位片（腭根） | CBCT冠状位片（颊根） |

图1.15 由于根管系统可存在不同平面和多个位置的弯曲，因此在一些病例中二维X线片无法准确显示复杂的根管弯曲情况。医生可通过CBCT影像在任意角度对根管进行分析，详细地了解牙根和根管的弯曲方向，从而可以针对各种情况制订恰当的治疗方案。在该病例中，根尖片不能准确反映上颌前磨牙的根管弯曲情况。即使拍摄多张X线片也无法对其进行充分评估。

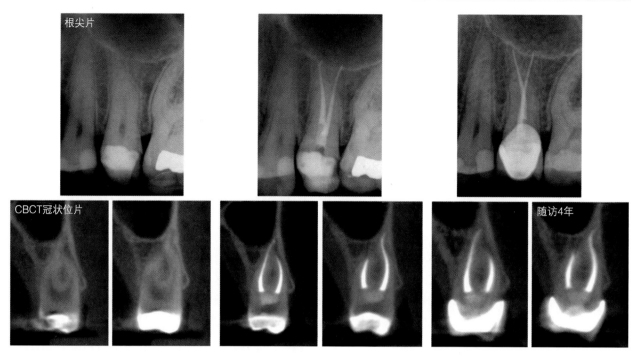

图1.16　术前、术后和随访时拍摄的二维X线片与CBCT影像。在该病例中，医生通过分析术前CBCT影像，对患牙进行了微创根管治疗，根管预备中遵循了患牙的解剖形态（存在多个弯曲）。随访4年。

CBCT用于测量上颌后牙的根管长度时，其准确度远高于根尖片[54]。目前不建议通过CBCT代替根尖片来确定工作长度，然而当患牙由于其他原因必须拍摄CBCT时，通过分析CBCT影像有助于准确测量工作长度（图1.17和图1.18）。

根管分叉

根管分叉可能发生在根管中无法直视的部位。通过根尖片来分析根管分叉可能具有一定难度。因此，临床上建议拍摄多张不同角度的根尖片[55]。下颌前磨牙可能存在多根管，拍摄两张投照

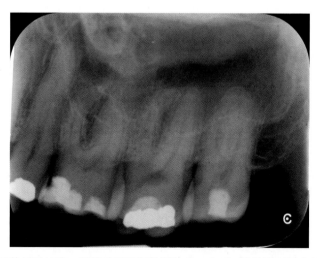

图1.17　通过根尖片难以准确评估牙根长度。即使采用平行投照技术，由于X线投影而导致的图像失真（伸长或缩短）也导致通过根尖片测量的工作长度存在误差。临床上可能出现电子根尖定位仪的测量值与根尖片所测量的工作长度相差较大的情况。在该病例中，CBCT显示上颌第三磨牙腭根比颊根短6mm，然而根尖片无法显示这一点。即使电子根尖定位仪显示腭根的工作长度短于颊根，很多医生仍会认为腭根的工作长度并不准确。

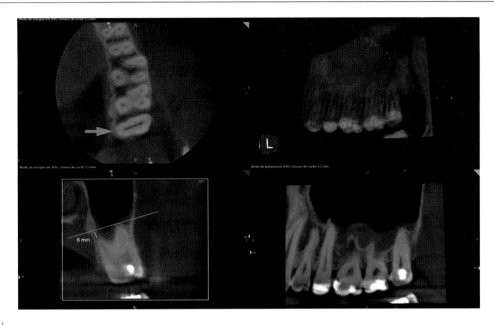

图1.17（续）

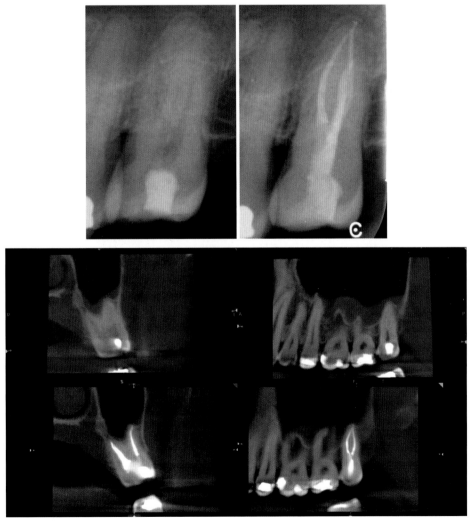

图1.18 该病例术后X线片显示腭根根管充填物明显短于颊根，怀疑腭根欠充。CBCT影像显示腭根明显短于颊根，证实腭根恰充。

角度相差20°的根尖片有助于评估根管解剖结构[56]。根管中上段粗大的影像突然消失或间断性缩窄是根管可能发生分叉的特征性影像学表现。然而，仅通过根尖片来判断是否存在根管分叉，其效果并不理想[57]。下颌前磨牙的根管解剖变异主要表现为主根管向颊舌向分叉，因此近远中向拍摄的根尖片可以提供更多信息。然而，这在临床上不可能实现。CBCT影像可以将精细的根管解剖结构可视化，并且不会受到牙齿本身或相邻解剖结构重叠的影响[58]（图1.19和图1.20）。

牙颈部的牙根形态和根管尺寸

根管治疗术前了解和分析患牙的解剖结构与形态至关重要[59-60]。目前学者已全面研究了牙齿的解剖结构与形态，包括牙根和根管在不同层面的解剖结构、比例和尺寸。然而在进行根管治疗前，医生还不能确定患牙牙根和根管的号数、宽度。文献中对于最佳的根管预备尺寸尚未达成共识[61]。因此，当医生在术前无法确定根管的最佳预备尺寸时，通常会制订缺乏循证依据的主观治疗方案[62]。

通过micro-CT影像可全面分析根管的解剖结构以及从根管口至根尖各个层面的尺寸[63-66]。然而，由于micro-CT的辐射剂量较高，因此仅可用作体外研究。CBCT是目前最理想的影像学诊断技术，可用于测量根管的尺寸[67]。颈周牙本质是位于牙槽嵴顶冠方4mm至根方4mm的牙本质[11]，对于牙齿中的应力分布非常重要。保留颈周牙本质

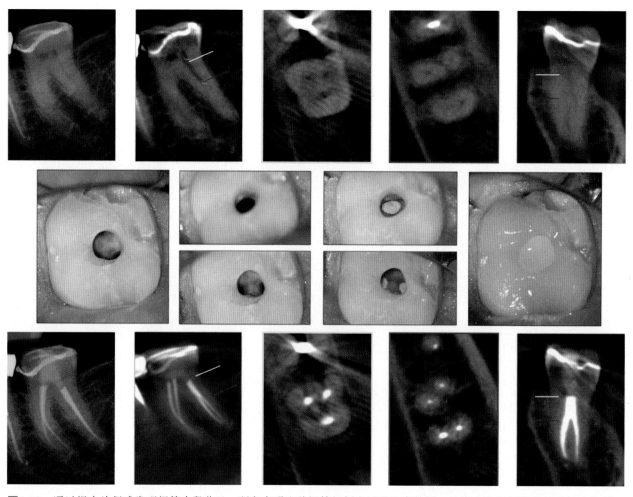

图1.19　通过根尖片很难发现根管中段分叉。研究表明这种根管解剖变异发生率较低，临床中这种情况的处理较为棘手。术前拍摄CBCT有助于避免遗漏根管。该病例中，下颌磨牙远中根管中段分叉为双根管。通过术前CBCT获取此信息，可采取适当的措施来进行处理，而不会破坏较多的牙体组织。

将有助于牙齿对于咀嚼力产生生物力学反应[68]。有学者建议在根管治疗过程中去除的颈周牙本质不要超过10%[69]（图1.21），然而在缺乏精确导航的情况下进行根管预备时，保存颈周牙本质的难度较大。通过CBCT图像，医生可以在任意层面评估牙体组织，了解牙颈部周围区域的原始根管尺寸，从而制订根管预备方案（图1.22）。

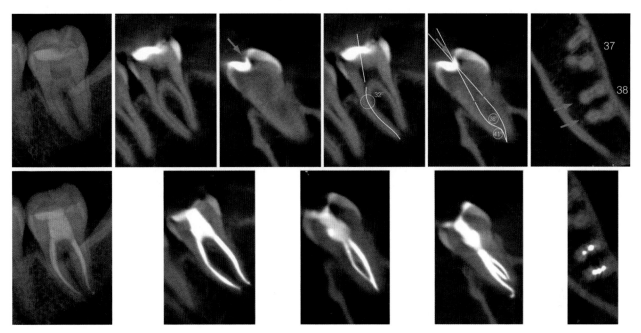

图1.20 该病例中，下颌第三磨牙存在的各种解剖变异，在根尖片上通常无法显示。CBCT显示患牙舌倾远中根存在三根管，牙根呈双重弯曲。根据术前CBCT提供的信息，患牙接受微创治疗。

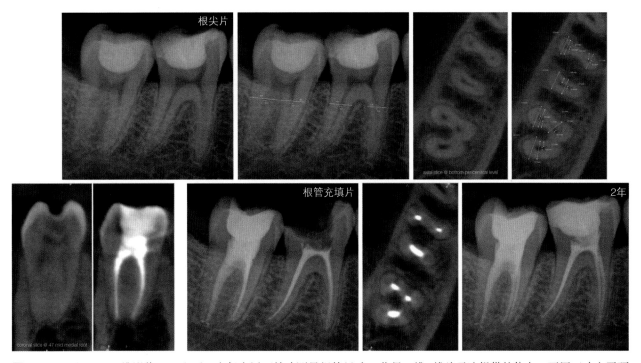

图1.21 通过CBCT三维影像，医生可以在任意层面精确测量根管尺寸，获得二维X线片无法提供的信息，可用于确定牙颈部的根管预备号数。随访2年。

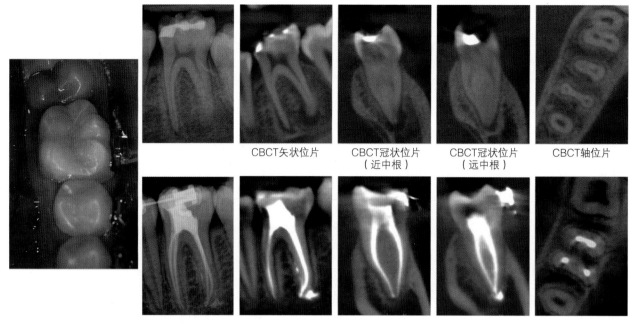

CBCT矢状位片　　CBCT冠状位片　　CBCT冠状位片　　CBCT轴位片
　　　　　　　　　（近中根）　　　（远中根）

图1.22　该病例术前根尖片显示根管中下段影像细窄。高分辨率CBCT显示患牙伴有明显的根尖病变，并且根尖弯曲，因此微创根管治疗有助于保存颈周牙本质。随访4年。

1.3　牙本质保存技术：第二阶段——治疗

1.3.1　图像引导的根管治疗

图像引导的根管治疗技术通过二维X线片或CBCT三维影像，精确规划髓腔入路，并指导根管预备过程。该技术不是采用标准化的髓腔入路设计方案，而是针对不同牙齿的特点设计个性化方案。图像引导的个性化髓腔入路设计方案旨在策略性地去除和保留牙本质，而不是为了制备出尽可能小的开髓口。

图像引导的根管治疗可分为静态导航技术和动态导航技术。静态导航技术是指在支架或导板的引导下建立髓腔入路。首先根据术前CBCT影像以及传统印模或光学印模，导出与CBCT的DICOM文件匹配的STL文件，然后通过计算机辅助设计/计算机辅助制造（CAD/CAM）技术或3D打印技术制作支架或导板。该系统便于使用，对于重度钙化根管的治疗效果尤其显著（图1.23）[70]。此外，在全冠或固定桥修复的患牙中定位根管口、去除纤维桩与分离器械时，都可以使用静态图像导航技术。静态导航技术与超声根管治疗技术的优势在于操作时间短，术者与患者承受的压力较小，可以在没有显微镜的情况下进行操作，并且避免因长时间使用超声器械而产生的热量对牙周组织造成损伤。静态导航技术的缺点包括：①导板的形状/尺寸在制造成品后不能轻易更改；②生产成本高；③制订治疗计划和制造导板需时间；④不适用于张口受限的患者或第二磨牙[71]。

动态导航技术采用计算机辅助下的手术导航系统，其原理类似全球定位系统（GPS）。动态导航技术通过CBCT影像来设计开髓入路。系统中置于患者头顶的跟踪摄像机用于三维空间中关联颌骨和车针的位置。在治疗过程中，医生可通过查看软件界面，获得有关车针位置的即时反馈，从而调整车针向根管的方向与所在位置钻磨。动态导航技术具有以下优势：①该系统将颌间距整合到髓腔入路方案的制订中；②与高速车针兼容；③省去导板制作的时间；④可根据临床实际情况改变治疗方法[71-72]（图1.24）。该技术的主要缺点包括：①成本高；②医生必须改变操作方式，需要通过观看显示器来确定钻磨的方向；③只能提

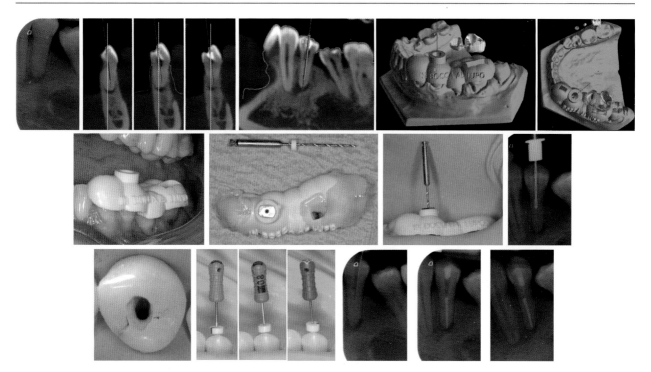

图1.23　该病例中下颌前磨牙严重钙化。使用特定软件读取CBCT数据，通过3D打印制作的静态导板来定位根管。使用一个特殊的车针，该车针经由导板中的金属套管定向钻磨至牙根中部，然后对根管进行定位、预备和充填，最后修复患牙。该病例由Gianluca Plotino博士（Italy，Rome）提供。

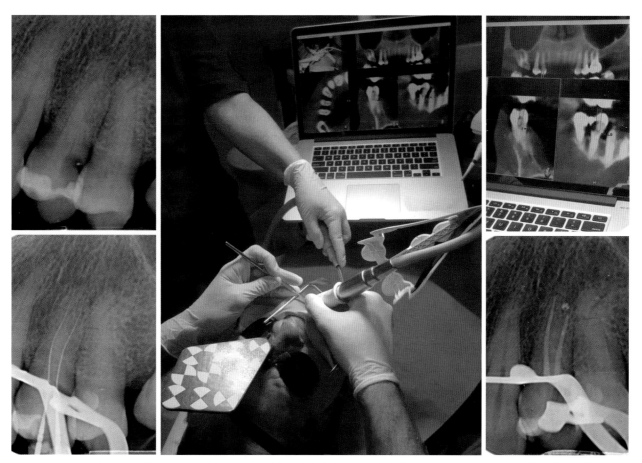

图1.24　使用动态导航系统定位上颌前磨牙钙化根管。首先将术前CBCT影像与校准系统相匹配，然后在操作过程中，术者通过计算机显示器观察钻针的三维钻磨方向。该病例由Gianluca Plotino博士（Italy，Rome）提供。

示操作者钻磨方向是否发生偏移，不能将操作者的手引导至需要到达的位置；④该系统最初是为种植体植入而设计，其精确度是否满足根管治疗需求仍不确定。

1.3.2　根管治疗中的放大辅助设备

根管治疗是在狭小的空间内进行精细的操作。定位所有根管是根管治疗最关键的步骤之一，遗漏根管会显著影响根管治疗的效果[73]。放大辅助设备对于取得根管治疗成功具有非常重要的作用，特别是对于微创根管治疗。具有正常20/20视觉分辨率的医生，即便能够在20英尺（约6m）远的位置分辨相距1.75mm的物体[74]，也很难识别牙齿内的解剖标志点，不仅是因为这些标志点比通常可辨认的两个物体之间的距离更近，还因为根管内的照明度有限。因此，肉眼只能分辨出根管口[75]。在根管治疗中使用放大镜或显微镜等放大辅助设备，可增加照明度，有助于精确地进行临床操作[76]。

在临床上，即使医生按照传统的开髓方式建立髓腔入路后，有时在髓底也无法看到所有根管口。显微镜有助于定位额外的根管[77]和识别根管解剖变异[78-79]，也可改善髓腔入路[80]。显微镜的使用有助于根管治疗过程中避免对硬组织造成不必要的破坏。研究发现，使用放大辅助设备的MB2检出率约是不使用放大辅助设备时的3倍[81]。此外，在上下颌磨牙根管治疗中使用显微镜可探查、疏通更多的额外根管[82-83]（图1.25）。

1.3.3　超声工作尖

使用放大辅助设备进行根管治疗时，使用车针会影响操作视野（图1.8）。精修髓腔，尤其是寻找细小根管时，需要使用可以精确操控、适当能量驱动的器械。超声工作尖的工作原理是通过电能转化为机械能在超声器械尖端产生微振动，适用于多种临床情况，可提高根管治疗效率。使用超声（20kHz）器械可以更微创地进行牙科治疗和窝洞预备。超声器械进入根管后，在根管腔内

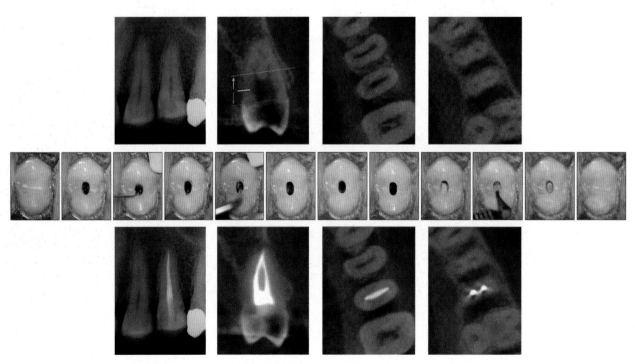

图1.25　术前通过CBCT制订治疗方案。尽管微创开髓口降低了根管的可见度、增加了操作难度，但显微镜的放大和照明功能可辅助医生顺利完成根管治疗。

以线性往复运动方式工作[84]。超声工作尖不是通过旋转模式来切削牙体组织，因此与车针相比，安全性和可控性更高，易于控制，同时切割效率更高[84]。超声尖在微创根管治疗中可用于修整开髓口，寻找细小的根管，去除髓石，以及通过声流和空穴效应来激活冲洗液[85]。

超声工作尖与车针相比具有以下优点：不阻挡视线；可以更好地控制操作过程，与车针高速钻磨的工作模式相比，超声工作尖振动产生的偏差较小；超声工作尖的尖端尺寸小于车针[85]，便于微创操作；超声工作尖比大多数车针长，因此可以在髓腔或根管深部操作。在选择超声工作尖时，表面涂覆金刚砂的超声工作尖的切削效率较高，但是与不锈钢或氮化锆工作尖相比更容易断裂[86]。金刚砂涂层越薄，超声工作尖的工作效率越高[87]。超声尖的工作效率还取决于所使用的超声设备[87]和功率设置[88]。医生需要了解以上影响超声工作尖效率的因素，以便取得最佳效果。此外，在进行微创开髓后，使用超声工作尖可清洁髓角及残髓。

需要注意的是，当超声工作尖在根管内发挥作用时，即使按照厂家推荐的功率和工作时间内来使用，也会不可避免地与根管壁接触，并去除牙本质，特别是在根管荡洗的过程中[89]。

1.3.4　热处理镍钛锉

机用旋转和往复式镍钛（NiTi）根管预备器械可避免传统根管预备器械一些主要缺点[90]。传统根管预备器械对髓腔、根管入路有严格的要求，必须确保器械不受阻碍地进入弯曲的根管。在使用不锈钢根管预备器械时，充足的髓腔、根管入路对于器械最大限度地接触和预备根管壁、降低医源性失误的风险至关重要[91]。因此，为建立直线根管入路，医生需要在牙颈部使用GG钻和开口锉，这样也有助于选择恰当的初尖锉。扩大根管口应该使根管从初始位置沿整个根管壁向四周均匀扩展。然而使用GG钻和开口锉可能会导

致根管壁预备不均匀，过度去除牙本质，并且可能导致靠近根分叉一侧的牙本质变薄[92]。此外，不均匀地去除根管壁周围的牙本质会降低牙根的抗折性。当根管充填后的牙齿承担咀嚼功能时，引起牙根应力疲劳，可能会导致牙齿发生牙根纵裂[8,93]。

微创根管入路能保持根管初始弯曲度。如果要减少根管弯曲度（比如建立直线根管入路），则需要改变根管口位置，但这样会使牙根的一侧比另一侧更薄[94]。在传统根管治疗过程中，由于器械的弹性不足，需要建立直线根管入路以减少根管弯曲度、降低治疗难度。根据美国牙髓病学会制定的根管治疗病例难度评估表和指南，将弯曲度≥30°的根管或S形根管定义为高难度病例。新型机用镍钛器械可安全、有效地处理这些高难度病例[95-96]。对镍钛合金进行热处理可改变其机械性能、提高柔韧性[97-98]。理想的机用镍钛锉应在避免器械分离的同时，保持根管弯曲度以防止根管穿孔。研究表明，经热处理的镍钛器械可以充分预备复杂根管，特别是S形根管[90]。目前市面上的热处理机用镍钛器械具有多种设计，包括各种根尖号数和锥度，这有利于医生根据不同的临床情况，个性化地选择所需器械和预备方式（图1.26～图1.32）。

1.4　结论

在根管治疗或根管治疗后的牙齿修复中，医生必须尽力保存天然牙的组织结构，从而最大限度地延长牙齿的使用寿命。医生可根据患牙的龋损和修复范围来精细设计微创开髓口，制订并执行微创根管预备方案，最后即刻完成冠方修复。根管治疗中牙本质的保存方案可分两个阶段实施：第一阶段的目标是个性化设计患者的开髓口/根管预备方案；第二阶段的目标是保存牙本质的治疗步骤。推荐术前使用小视野CBCT制订微创根管治疗方案。静态和动态导航等新理念、新技术不断涌现，有助于个性化地保存牙体组织，改善根管治疗效果。

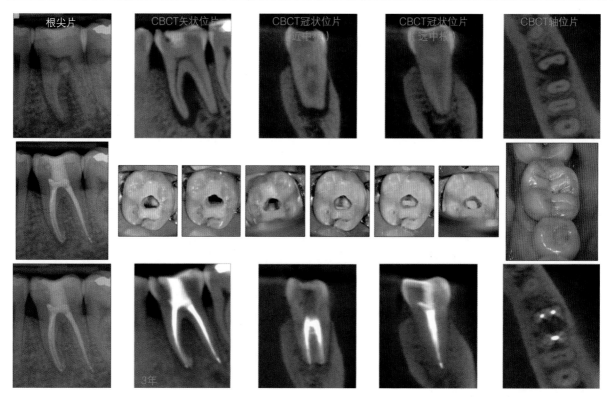

图1.26 尽管大多数需要根管治疗的牙齿存在明显的牙体组织缺失，但有时也存在一些特殊情况。医生应尽力保存牙齿结构，只有在经过严格的评估后，在有助于治疗及预后的情况下，才能去除牙体组织。临床上医生可采用一系列技术避免去除大量牙体组织，即便在根管感染的情况下，也可通过微创开髓和根管预备来取得根管治疗的成功。该病例中，下颌磨牙通过微创治疗成功控制了根管感染。由于开髓口的宽度小于牙尖间距离的1/3，因此不需要进行牙尖覆盖修复。随访3年。该病例由Tomás Seif博士（Caracas，Venezuela）提供。

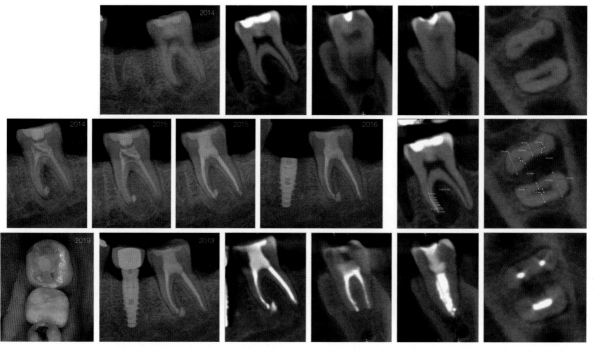

图1.27 制订颈周牙本质区域的根管预备方案。通过测量牙体组织的厚度和根管宽度，可以确定根管预备的目标，以保留牙体组织并防止根管壁穿孔，尤其是在根管壁薄弱而穿孔风险增加的情况下。通过微创治疗，避免过度去除牙本质，从而保存牙齿结构。与传统根管治疗相比，该病例接受的治疗更加微创。尽管患牙没有进行牙尖覆盖修复，随访5年也取得了成功。

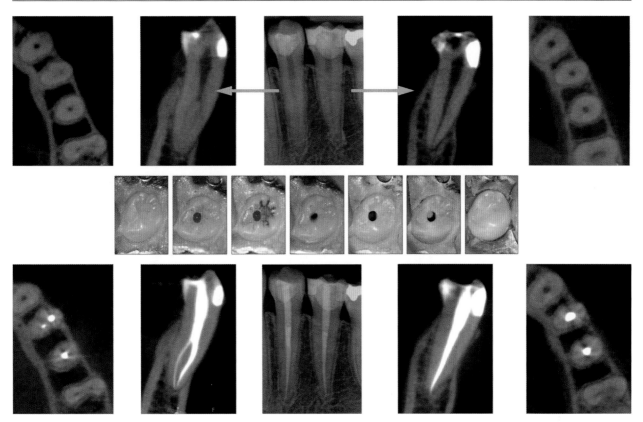

图1.28　下颌前磨牙具有特殊的根管解剖结构。如果没有进行适当的术前分析，很容易遗漏根管。根尖片显示患牙根管上段的透射影像在牙根中部突然消失，提示患牙可能存在根管分叉。高分辨率CBCT影像可以提供更多信息，有助于术者进行更精确的术前评估：根管形态，根管分叉位置，根管的尺寸、长度和弯曲度，开髓口的位置。在根管治疗前，医生应考虑以上所有信息，从而在最大限度地保存牙本质的情况下正确处理此类病例。

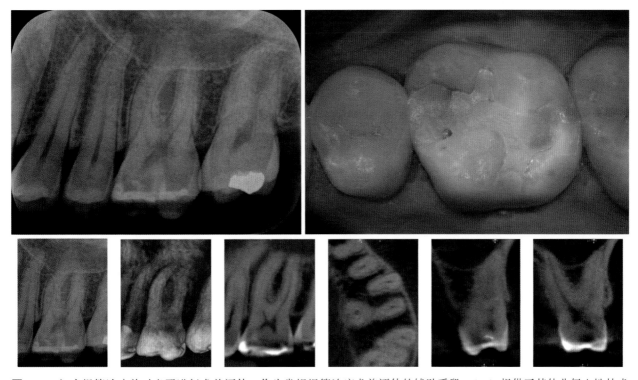

图1.29　初次根管治疗前对患牙进行术前评估。作为常规根管治疗术前评估的辅助手段，CBCT提供了其他非侵入性技术无法获得的相关信息。

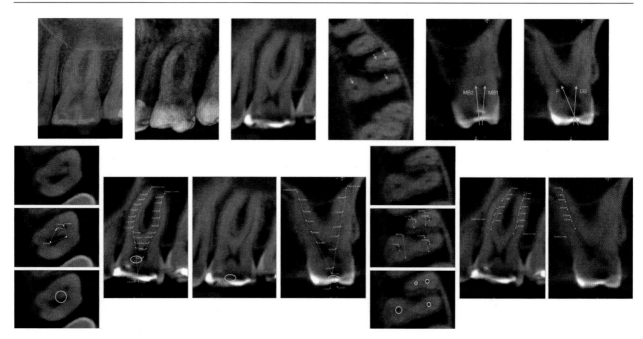

图1.30　CBCT各个层面的影像显示该上颌第一磨牙存在3个牙根，近颊根具有2个根管，远颊根具有1个根管，腭根具有1个根管。在大多数情况下，根管长轴延长线指向咬合面的中心，从而使微创开髓口足以为所有的根管提供通道。颈周牙本质的底部距远颊根和腭根的根尖9mm，距近颊根的根尖10mm。在颈周牙本质的底部层面上，MB1的宽度为0.5mm，牙根的厚度为2.8mm；MB2的宽度为0.2mm，牙根的厚度为2.2mm；远颊根管的宽度为0.5mm，牙根的厚度为3.3mm；腭根根管的宽度为1.0mm，牙根的厚度为4.8mm。MB1和远颊根管口间的距离为2.4mm，MB1与MB2根管口间的距离为1.9mm，腭根与MB2根管口间的距离为2.9mm，腭根与远颊根管口间的距离为3.9mm。首先通过CBCT测量根管长度：颊侧根管为22mm、腭侧根管为23mm，然后将结合电子根尖定位仪进一步进行精确测量。

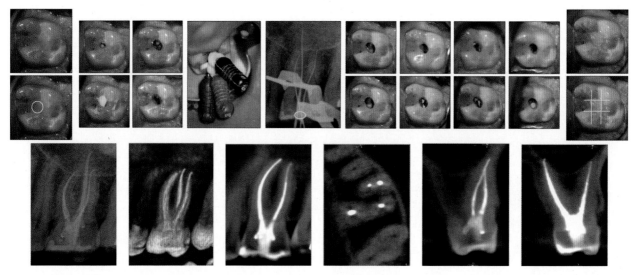

图1.31　微创根管治疗的临床操作步骤。首先在咬合面中心开髓，制备微创根管入路，4个根管的轴线在开髓口处会合。根管治疗器械可自由地进入每个根管中。使用根管长度测量仪确定工作长度，根管清理、预备：MB1和远颊根管预备至35/0.04、MB2预备至35/0.03、腭侧根管预备至40/0.05。流动树脂封闭根管口。由于开髓口小于牙尖距离的1/3，因此患牙在根管治疗后不需要接受牙尖覆盖修复。

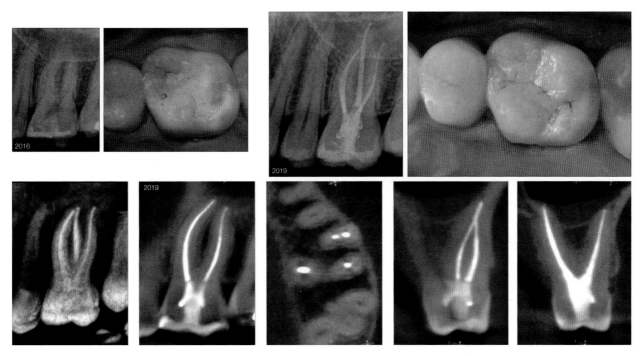

图1.32　该病例中，患牙术前与随访3年时拍摄的根尖片和临床照片。CBCT三维影像显示患牙根尖及牙周支持组织结构正常。患牙开髓口较微创，因此可以使用树脂修复。该病例由Tomás Seif博士（Caracas，Venezuela）提供。

第2章 活髓保存治疗技术

Vital Pulp Therapy

Stéphane Simon

目录

2.1　引言

近期研究表明，牙本质–牙髓复合体能自我修复并再生矿化的组织，为新的牙髓治疗模式带来了希望。这种治疗模式可以保护牙髓组织，诱导修复性牙本质生成或刺激受损的牙髓组织发生血运重建[1]。医生和研究人员正在努力设计新的牙髓再生治疗策略，然而牙髓是一种复杂且高度分化的结缔组织，包裹在矿化的组织中，血液供应有限，为临床牙髓再生治疗带来诸多挑战。

盖髓术的主要目的是保护牙髓组织免受任何外部刺激，特别是细菌的侵害，因此盖髓剂的充填质量及其封闭性至关重要。多年来，人们一直认为盖髓剂的封闭性是决定盖髓术成败的关键因素。在20世纪90年代，使用粘接修复材料的直接盖髓术可以取得良好的中期效果[2]。然而粘接修复材料会发生老化变质，特别是在边缘位置。尽管在治疗数月内效果比较稳定，但是由于封闭性的破坏和随后的细菌渗漏，治疗数月后可能出现急性炎症反应或盖髓剂下方的牙髓坏死[3]。

近年来，盖髓术的生物学理念发生了范式转移。学者们认为必须将暴露的牙髓组织长期封闭

S. Simon (✉)
INSERM, UMR 1138, Team Berdal, Paris, France

Endodontics and Oral Biology, Paris Diderot
University, Paris, France

© Springer Nature Switzerland AG 2021
G. Plotino (ed.), *Minimally Invasive Approaches in Endodontic Practice*,
https://doi.org/10.1007/978-3-030-45866-9_2

以形成生物性封闭。因此，人们开始使用具有生物活性的材料，并最终开发出可以诱导牙本质桥形成的材料。多年来，氢氧化钙一直被用作盖髓材料。为了方便操作，可将氢氧化钙与树脂材料结合使用[4]，最知名的产品是Dycal®（Dentsply，De Trey）。尽管将Dycal®直接放置牙髓组织上会形成钙化屏障，但这种屏障既不均匀，也不能粘接在牙本质壁上，因此不能形成长期持久的封闭性[5]。由于氢氧化钙会随着时间的推移而逐渐溶解，因此术后几个月的治疗效果将与不使用盖髓材料的效果相同。多年来，氢氧化钙一直是首选的盖髓材料，但是近年来一些新型盖髓材料逐渐替代了氢氧化钙。

在盖髓剂所具有的众多特性中，以下3个特性至关重要[6]：

- 在牙本质桥形成前的最初几周内能够封闭窝洞，以保护牙髓。
- 符合所有的细胞毒性和生物相容性标准。
- 具有生物活性，可以在牙髓和材料本身之间诱导形成矿化屏障。

牙髓暴露后，成牙本质细胞层被破坏。成牙本质细胞是唯一一种可以形成牙本质的细胞。因此为了形成钙化屏障，需要诱导产生新的成牙本质细胞。由于成牙本质细胞是高度分化的有丝分裂后细胞，不能像其他组织细胞那样通过简单的有丝分裂进行更新，因此牙髓愈合实际上是一种组织再生过程[7]。

在牙髓修复过程中，前体细胞通过趋化作用募集到伤口部位[8]。前体细胞与盖髓材料接触后，会分化为牙本质分泌细胞。盖髓材料会进一步激活牙本质分泌细胞的生物活性（图2.1）。

理想的盖髓材料应具有3种能力：化学趋化、刺激前体细胞分化和诱导牙本质形成。目前生物材料的这些生物活性是在其进入市场后才被偶然发现的。

牙本质是部分矿化的组织，其有机成分包括富含多种非胶原基质蛋白的Ⅰ型胶原蛋白基质。这些蛋白质最初由成牙本质细胞分泌，然后经一系列过程矿化[9]。许多基质蛋白都包含大量生长因子，包括TGFβ、VEGF和ADM。

牙本质脱矿的任何生物学过程（龋病）或治疗过程（酸蚀）都会使牙本质基质释放生长因子[10]。

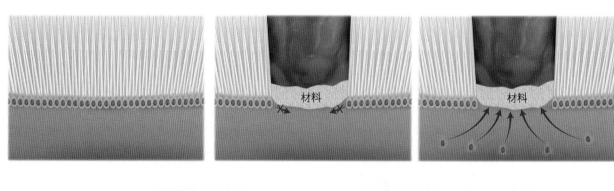

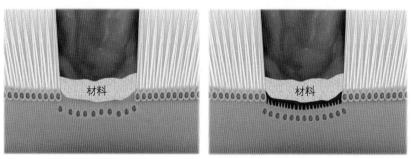

图2.1   使用盖髓剂覆盖牙髓后，牙髓组织的愈合过程可分为3步：募集前体细胞、细胞分化和形成修复性牙本质。

即使大多数生长因子会进入唾液，有些也会通过牙本质小管扩散并到达牙髓[11]。

另一种刺激牙本质释放生长因子的方法是使用生物活性材料。当材料与牙本质接触时，会导致牙本质发生可控的、轻微的脱矿。氢氧化钙[12]、三氧化矿物聚合物（MTA）[13]或在粘接过程中使用的任意一种酸蚀剂都能诱导牙本质释放牙本质基质蛋白[14]。牙本质基质蛋白具有趋化性，可促进血管生成，诱导前体细胞分化为成牙本质细胞[15]。然而，目前还没有利用这些蛋白质特性的临床治疗方案。

成牙本质细胞在原发性和继发性牙本质形成的过程中都会分泌牙本质并使其矿化[16]。当患牙产生龋病时，进入休眠状态、处于"静止"阶段的成牙本质细胞可重新激活以合成第三期牙本质，即反应性牙本质[17]。

除了分泌活性外，成牙本质细胞还具有其他两个特性：成牙本质细胞膜上Toll样受体（TLR）与细菌毒素结合，可以将信号传导至下方的结缔组织[18]；成牙本质细胞具有机械感受能力[19]。因此，成牙本质细胞可抵御外部刺激并将信号传导至牙髓组织中的免疫细胞，成为牙髓组织的保护屏障。成牙本质细胞对生长因子和生物刺激素也特别敏感。当牙体组织由于龋病而脱矿时，牙本质基质蛋白会被释放出来并可以穿透牙本质小管[15]。

2.2　牙髓炎症、愈合

在牙科领域，炎症具有强烈的负面含义。牙髓炎常导致患牙出现疼痛以及其他不良反应，导致牙髓组织破坏、坏死。牙髓炎的治疗需要去除发炎的牙髓组织。由于在临床上难以区分发炎和健康的牙髓组织，因此在大多数病例中，患牙需要被摘除全部牙髓并进行根管治疗。

牙髓组织的炎症反应是一把双刃剑。炎症反应是组织愈合过程的第一步。炎症反应一方面可有助于清洁和消毒伤口，另一方面可分泌各种有助于组织愈合、再生的物质（细胞因子）[20]。

在临床上，牙髓炎症通常被分为可复性和不可复性。可复性牙髓炎通过治疗可以控制、终止炎症反应，引导牙髓组织愈合。当牙髓炎症无法控制时，炎症不可逆转。可复性和不可复性牙髓炎的诊断需要考虑患牙相关的临床情况（疼痛的类型、持续时间等），然而这些临床情况与牙髓组织的病理生理状态不存在显著的相关性[21-22]。有学者研究了牙髓炎症标志物及其在牙髓炎诊断或治疗中的潜在用途[23]。尽管近年来已发现一些牙髓炎症标志物，但对其相关信息所知甚少，仍需进行大量研究来设计出可靠的诊断工具。

由于目前还没有研发出牙髓炎的生物学诊断工具，医生需要首先通过询问病史来定义患牙的疼痛性质，然后进行温度和电活力测试。还可以通过观察治疗情况来判断牙髓炎症状态：牙髓暴露或进行部分牙髓切断术时的止血情况可用作辅助诊断的临床指标。牙髓炎症会导致血管过度形成，因此可通过出血情况来判断牙髓炎症状态。然而当切除健康牙髓组织时，可能会出现相同的出血情况。为了区分健康与炎症牙髓组织，可将湿棉球直接置于牙髓上，加压1~2分钟。这是生理条件下牙髓组织止血所需的时间。如果牙髓持续出血，表明仍残留炎症牙髓组织，需要继续切除直到暴露出健康牙髓组织。

由于各种牙髓炎症状态之间存在巨大差异，不同接诊医生之间的经验和技术参差不齐，牙髓炎症标志物也不能有效地诊断炎症牙髓组织，因此目前用于判断暴露的牙髓中是否存在炎症牙髓组织的方法既武断又不可靠。尽管牙髓炎症可分为两种状态（可复性和不可复性），但在组织学上难以区分。牙髓组织的所有病理状态（牙髓坏死、不可复性炎症和可复性炎症）可以同时存在于同一颗患牙的不同层面中（图2.2）。

因此，还需要进行更多的研究来鉴定更具体的标志物（生物学或临床标志物），以开发合

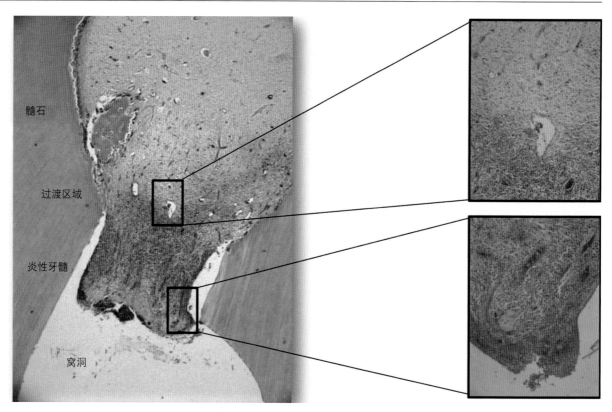

图2.2　为模拟牙髓炎症的产生过程，将猪的牙髓组织在口腔中暴露7天。组织切片（7μm，HE染色）显示该牙髓组织存在不同的组织反应（牙髓坏死、不可复性炎症、可复性炎症、低水平炎症刺激形成的髓石）。

适、准确的诊断工具并改善长期结果。这是医生需要重点考虑的问题，因为控制牙髓炎症是盖髓术取得成功的关键。

2.3　盖髓术与生物材料

近年来，随着科学证据的不断增加，三氧化矿物聚合物（MTA），商品名为ProRoot MTA®（Dentsply Sirona）逐渐成为首选的盖髓剂[3]。在临床中使用MTA，首先需要将MTA粉末与水在玻璃板上混合调拌成湿砂状，然后使用输送器［MAP系统®（PDSA，Vevey，Switzerland）］将MTA直接放置牙髓组织上。MTA与牙髓接触后，不要加压填塞，可使用吸潮纸尖或棉球轻轻地挤向牙本质壁。MTA完全覆盖牙髓后，应立即使用粘接性复合树脂修复患牙。MTA需4小时才能凝固，因此医生需要采取必要措施来保护MTA，比

如不要在术区喷水，以免将MTA冲刷掉。如果后续修复治疗中必须用水喷洒牙齿组织，建议先喷水，然后再使用MTA覆盖牙髓（图2.3）。

大量体外、体内研究以及临床对比研究证实了MTA优良的生物学特性[24]。MTA与氢氧化钙相比，形成的牙本质桥质量更高。

MTA最常见的缺点之一是操作性差，并且由于添加了氧化铋以改善其阻射性，因此存在引起牙齿变色的风险。近年来，制造商开发出一些类似的材料（亲水性水门汀），使用氧化锆来代替氧化铋。

若干年前，一种硅酸三钙材料（Biodentine®，Septodont，France）进入市场。这种材料最初作为牙本质替代物用于冠部充填，后续研究证实Biodentine®具有生物活性，适应证扩展到盖髓术[25]。这种材料的显著特点是可促进矿化[26]和细胞分化[25]。这些特点为Biodentine®的长期临床效果

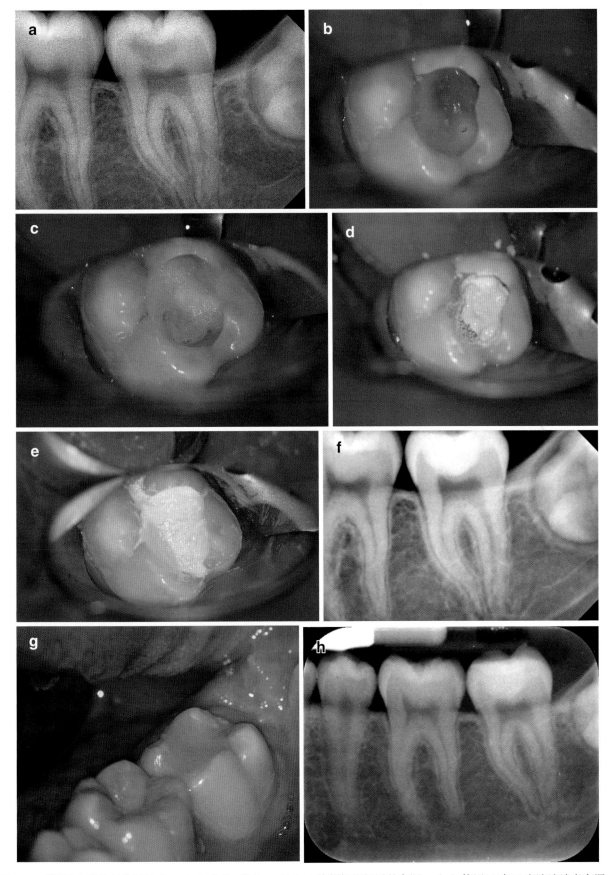

图2.3 对深龋患牙进行盖髓治疗。（a）术前X线片。（b）去除龋损组织后的窝洞。（c）使用2％氯己定溶液消毒窝洞。（d）将盖髓剂置于窝洞中，与牙髓组织直接接触。（e）复合树脂修复之前的临床照片。（f）术后X线片。（g）术后10个月随访时拍摄的临床照片，牙齿对于牙髓敏感性测试的反应正常。（h）术后10个月随访时拍摄的X线片。

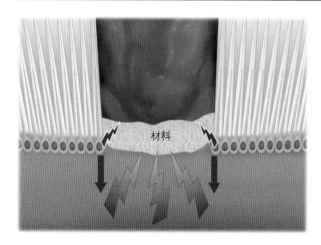

图2.4 生物活性材料可通过以下两种方式在牙髓组织的愈合过程中发挥作用：直接作用于牙髓组织，或通过控制牙本质中生长因子的释放来间接作用于牙髓组织。

提供了很好的证据。

以上介绍的几种盖髓剂不仅具有良好的封闭性（保护牙髓）和生物活性（控制炎症），与牙本质接触后还可以促进牙本质基质蛋白的释放。牙本质基质蛋白可以穿过牙本质小管，促进牙髓组织的愈合[27]（图2.4）。有研究证实氢氧化钙[12]和MTA[13]的效果尤为显著。这些盖髓剂可直接作用于牙髓组织，或通过控制牙本质中生长因子的释放来间接作用于牙髓组织。因此，这些材料的适应证可以扩展到修补牙本质壁，尤其适用于制备髓腔入路而导致牙本质较为薄弱的部位。Biodentine®可充填整个窝洞，因此可用于修补牙本质，MTA则不具备这种特性。此外，为了美观且防止盖髓剂溶解，建议在盖髓剂冠方使用粘接性修复材料。

2.4 操作步骤

2.4.1 盖髓术（图2.3）

当牙髓暴露时，使用盖髓剂覆盖牙髓。以下操作步骤适用于大多数临床情况。

1. 首先要对患牙进行麻醉。可以使用含血管收缩剂的麻醉剂，但在接下来的治疗中（止血的步骤）必须考虑到血管收缩剂可能会影响牙髓的止血。

2. 放置橡皮障并消毒术区。

3. 去除龋坏组织，并在喷水冷却条件下使用无菌挖匙和车针清理窝洞。建议在牙髓暴露前尽量去除龋坏组织。

4. 去除龋坏组织过程中导致牙髓暴露。

5. 将湿润的无菌棉球置于窝洞中，轻轻加压以控制牙髓出血。

6. 取出棉球并观察止血效果。不建议使用其他止血方式（硫酸铁或激光）。医生可通过牙髓的止血情况来评估牙髓组织的炎症状态。如果牙髓组织没有发炎，仅通过棉球压迫就可以止血。

7. 如果无法止血，则必须进行部分牙髓切断术，在大量喷水冷却条件下使用无菌车针去除暴露的牙髓。然后再尝试使用湿棉球来止血。如果牙髓不能止血则表明处于炎症状态。尽管这种诊断方法并不一定准确，但在新的诊断工具研发成功之前，这是唯一的临床诊断方法。需要注意的是，使用含有血管收缩剂的麻醉剂，会导致进入牙髓的血流量减少，即使牙髓组织处于炎症状态，也可以止血，因此可能会误导医生做出错误诊断。

8. 使用2%氯己定溶液浸泡窝洞2~3分钟对牙本质进行消毒，也可以考虑使用激光（Er-Yag）。由于次氯酸钠（NaOCl）溶液会改变牙本质的结构并影响后续的粘接修复，因此不建议使用。

9. 使用专用器械将盖髓剂覆盖到牙髓表面，注意不要加压。

10. 使用盖髓剂充填整个窝洞，或在盖髓剂上覆盖粘接性修复材料。

11. 拍摄术后X线片并检查咬合情况。

12. 短期（1~3个月）和长期（每6个月）随访。通过冷测检查牙髓敏感性，建议拍摄X线片。

2.4.2 完全（冠部）牙髓切断术（图2.5）

临床操作步骤与盖髓术相似。当无法控制牙髓暴露部位的出血或无法明确判断牙髓的炎症状况时，可考虑进行完全牙髓切断术。在这种情况下，完全牙髓切断术与部分牙髓切断术相比，可

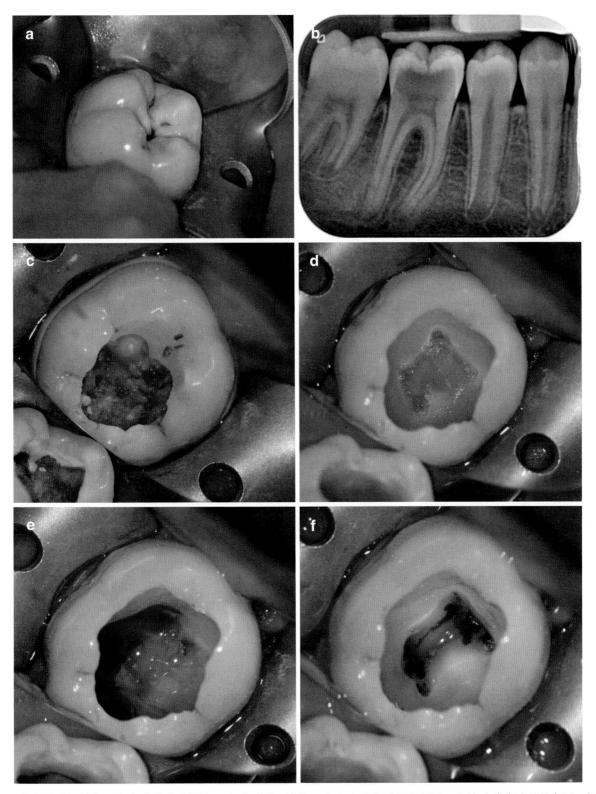

图2.5 完全牙髓切断术。（a）术前临床照片。（b）术前X线片。（c）去除釉质后的窝洞。（d）去腐完成后的窝洞，仍存在一些与牙髓直接接触的龋坏组织。（e）彻底去除龋坏组织后，牙髓暴露且出血难以控制。（f）去除髓腔中的全部牙髓，而不是进行常规的盖髓术。

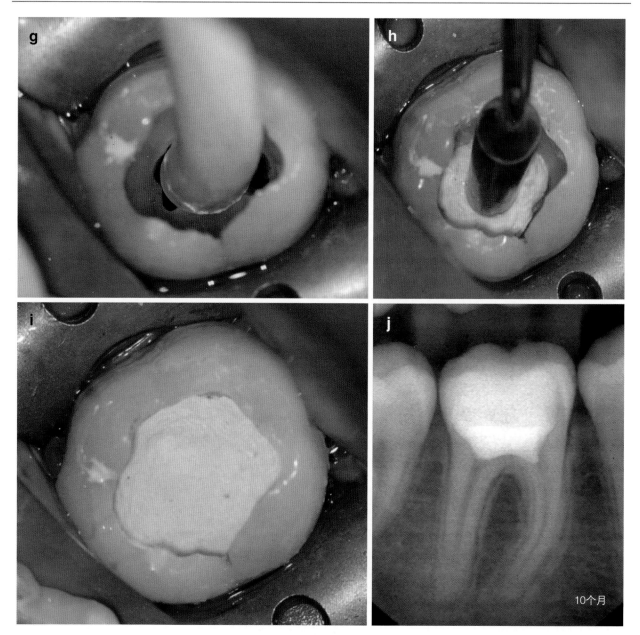

图2.5（续） （g）控制出血后，使用银汞输送器将盖髓剂置于窝洞内。（h）使用银汞合金充填器在窝洞底部将材料轻轻地压实。（i）将盖髓剂填满整个窝洞。（j）术后10个月随访时拍摄的X线片显示治疗取得短期成功。

能更安全。盖髓术的前6个步骤保持不变，然后进行以下操作：

1. 将无菌车针安装到高速手机上，在喷水冷却条件下将髓室中的冠髓整体磨除。

2. 使用锋利的无菌挖匙在根管口处切断牙髓。

3. 使用湿润的无菌棉球对牙髓组织轻轻加压来进行止血。

4. 使用盖髓剂覆盖根髓。

5. 使用盖髓剂或复合树脂充填整个窝洞。

6. 拍摄术后X线片，评估治疗质量并检查咬合情况。

7. 对患者进行短期和长期随访。需要注意的是，对于进行完全牙髓切断术的牙齿，牙髓敏感性测试的结果并不可靠。

2.5　盖髓术结合"生物制剂"在促进牙髓再生中的应用

牙本质的细胞外基质（ECM）中包含多种调控牙本质形成的分子。有学者尝试使用在重组细菌中表达的ECM蛋白来诱导牙髓再生[28]。也有学者研究了其他几种ECM分子的生物学效应，包括磷酸糖蛋白活性片段［一种衍生自细胞外基质磷酸糖蛋白（MEPE）的酸性合成肽］以及釉原蛋白基因的两个间接产物A+4和A-4。每个分子都可以诱导表层牙髓组织再生[29]。

以上这些生物学技术有助于阐明在盖髓术和牙髓再生治疗中的生物学反应；然而，在应用于临床之前，需要更多的研究来证实这些"生物制剂"相对于亲水性水门汀的优势和安全性。

2.6　短期与长期发展方向

在过去10年中，随着盖髓材料的不断发展与革新，重新唤起了人们对活髓保存技术的兴趣。我们对牙髓生物学的理解仍在不断深入，可以解释某些导致活髓保存治疗失败的原因，然而评估患牙的牙髓炎症状态仍是活髓保存治疗的薄弱环节。在临床上，医生难以确定需要去除多少牙髓组织才能避免遗留炎症组织。因此，有学者建议去除大部分的牙髓组织，从而确保能够去除所有的炎症组织（并不是摘除所有牙髓）。

目前这种治疗方法仅限于乳牙或某些年轻恒牙。然而，在未来几年中，完全牙髓切断术可能会作为牙髓摘除术和根管治疗的一种替代治疗方法。这种方法首先将冠髓整体去除，然后使用盖髓剂覆盖根髓（图2.5）。初步研究结果显示[30]，完全牙髓切断术具有良好的临床应用前景，但在广泛应用于临床之前，必须进行更多的高质量研究。

2.7　结论

牙髓治疗的目的是防止细菌从口腔（被共生菌群感染）渗漏到根方不存在任何感染的颌骨内，因此在治疗过程中必须考虑所有控制细菌感染的措施。

在盖髓术和冠髓切除术中，医生只需放置一种直接与牙髓结缔组织接触的材料，即可防止细菌渗透。这种材料可确保在几分钟/几小时内封闭牙髓创口，并通过在材料和牙髓组织间诱导形成矿化屏障来提供双重保护。因此，部分牙髓切断术、完全牙髓切断术和盖髓术都可被视为微创牙髓治疗技术。此外，采用粘接性复合树脂或粘接性修复体进行冠部修复的新策略，使根管治疗适应证范围进一步缩小。

第3章　微创开髓技术

Minimally Invasive Access
to the Root Canal System

Antonis Chaniotis, Gianluca Plotino

目录

A. Chaniotis
Private Practice, University of Athens, Attica, Greece

G. Plotino (✉)
Private Practice, Grande, Plotino & Torsello – Studio
di Odontoiatria, Rome, Italy
e-mail: endo@gianlucaplotino.com

© Springer Nature Switzerland AG 2021
G. Plotino (ed.), *Minimally Invasive Approaches in Endodontic Practice*,
https://doi.org/10.1007/978-3-030-45866-9_3

3.1　引言

　　传统开髓洞形的设计必须考虑根管解剖结构并且有利于根管治疗所有的后续阶段。为了便于操作，开髓洞口需要进行预防性扩展。尽管这种入路设计为后续操作提供了许多便利，但是违背了保存健康牙体组织、维持牙齿长期功能的治疗原则。近年来，微创牙科治疗理念突显了保存牙本质对于根管治疗后牙齿长期存留的重要性。传统的开髓洞形设计受到质疑，并被视为一种落伍的理念，需要进行改良以适应当前根管治疗中保存牙体组织的趋势。根管治疗技术的不断进步使传统开髓洞形设计的改良成为可能。本章将探讨传统和微创开髓洞形设计的优缺点，并提出基于解剖学、病理学和现有器械设备个性化开髓洞形的设计理念。

结构的通路。根管治疗中的开髓洞形是预先设计的几何形状，需要依据患牙的髓腔解剖结构[1]。开髓洞形的设计与根管解剖结构密不可分[2]。因此，为了掌握开髓洞形设计的解剖学理念，术者必须在脑海中建立牙齿从髓角到根尖孔的清晰三维图像。多年来，根尖片作为首选的影像学诊断手段，只能提供髓腔和根管解剖的二维影像。为了定位和处理复杂的根管系统，必须使用三维影像学诊断手段作为二维影像的补充（图3.1）。

为了探查和疏通根管，常见的髓腔解剖结构及传统的开髓洞形设计是医生必须掌握的重点内容。

3.2　开髓洞形设计

根管治疗的第一步是建立进入患牙内部解剖

3.3　髓室解剖

髓室位于牙冠的中央。其生理解剖形态与牙

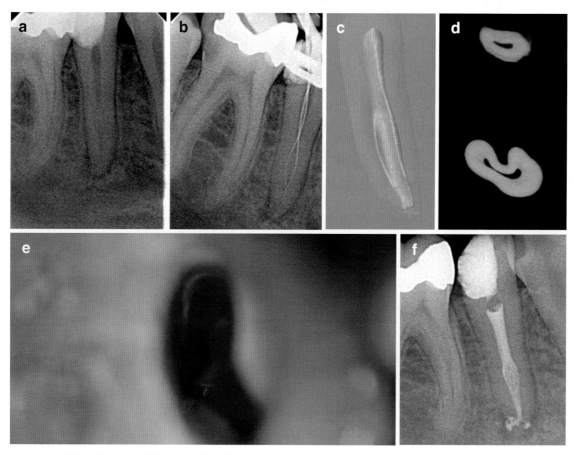

图3.1　（a）术前根尖片显示下颌前磨牙C形根管解剖结构。（b）术中X线片显示二维根管解剖结构。（c，d）具有类似根管解剖结构的下颌前磨牙的micro-CT影像和三维重建图像（由Ronald Ordinola Zapata博士提供）。（e）开髓洞形相应地延伸以暴露根中1/3的C形根管结构。（f）术后X线片。

冠外观相似。

基于对500颗牙齿进行的解剖学研究，Krasner和Rankow[3]提出了一些有助于确定髓室位置及根管口位置与数量的法则（图3.2）：

- **中心法则：**髓室底位于釉牙骨质界（CEJ）水平的中央。
- **同心法则：**髓室壁在CEJ水平上始终与牙齿的外表面呈同心圆状排列，即牙根外表面解剖反映了髓室的内部解剖。
- **CEJ法则：**在CEJ水平上，临床牙冠的外表面到髓室壁的距离在整个牙齿的圆周上都相同。
- **对称法则1：**沿髓室底近远中方向绘制的线，牙齿（除上颌磨牙外）的根管口均与这条线等距。
- **对称法则2：**沿髓室底近远中方向绘制的线，牙齿（除上颌磨牙外）的根管口均在这条线的垂线上。
- **颜色法则：**髓室底的颜色比髓室壁暗。
- **根管口定位法则1：**根管口位于髓室壁与髓室底的交界处。
- **根管口定位法则2：**根管口位于髓室底与髓室壁的交角处。
- **根管口定位法则3：**根管口位于髓室底发育沟的末端。

遗漏根管是导致根管治疗失败的主要原因之一。为了避免遗漏根管，医生除了需要掌握这些法则外，在开髓过程中使用照明和放大辅助设备有助于探查所有的髓腔解剖变异，以便定位所有根管口。

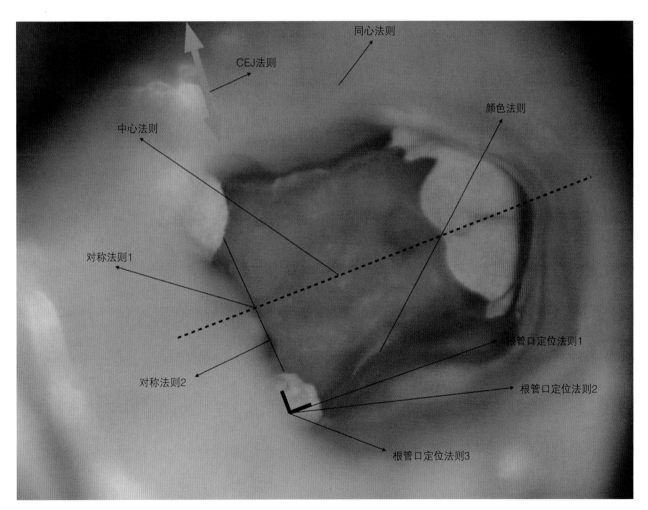

图3.2　Krasner和Rankow[3]法则有助于确定髓室及根管口位置。

3.4 传统开髓洞形设计（图3.3）

传统开髓洞形设计遵循以下原则[2,4]：

- 去除所有的龋坏牙本质和不良修复体。
- 洞口的外形取决于预备后的轴壁发散的窝洞在咬合面的范围。
- 便利形由在特定位置所需去除的牙本质的程度所决定，以获得根管口的直线入路。
- 彻底清理髓腔。
- 去除牙本质肩领来进行预防性扩展，目的是建立可达到根尖孔或根管第一个弯曲部位的直线通道。

传统开髓洞形具有一些固有优势，比如改善视野，有助于探查髓底解剖结构和根管口，便于根管清理、成形和充填，减少根管弯曲程度从而降低发生并发症的风险[4]。

Schneider弯曲度是评估根管机械预备难度的主要参数之一[5]。Schneider弯曲度是指根管弯曲的起始点与根尖孔间的连线与根管长轴的夹角。随着弯曲度的增加，根管机械预备的难度增加。Pruett等[6]注意到两个根可以具有相同的弯曲度，但急缓程度完全不同。为了描述根管弯曲的急缓程度，他们引入了曲率半径的概念。曲率半径是穿过牙根弯曲部分的圆的半径。曲率半径减小导致弯曲急缓程度增加及机械预备难度增加。除了以上参数外，Schafer等[7]为了进一步量化根管弯曲度，认为还需要考虑牙根弯曲部分的长度。弯曲长度的增加导致根管机械预备难度的增加。

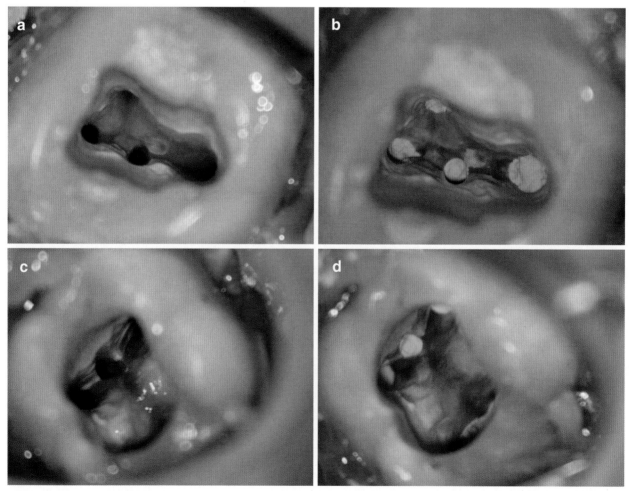

图3.3 （a，b）上颌磨牙具有融合根，通过传统开髓洞形完成根管预备和充填。（c，d）下颌磨牙通过传统开髓洞形完成根管预备和充填。临床照片可见髓室底和近中根第三根管。

Gunday等[8]引入根管通路角度（CAA）这一参数来描述根管的弯曲部位。根管通路角度是指根尖孔与根管口间的连线与根管长轴的夹角。根管弯曲半径、长度和CAA等参数共同决定了根管机械预备的难度。根管的弯曲部位越接近冠方，根管预备器械所受到的压力就越大[9]。如图3.4所示，在传统开髓洞形中制备便利形和预防扩展可以改变上述参数，便于根管机械预备。制备便利形和预防性扩展将减小根管弯曲度、增大弯曲半径、缩短根管弯曲部分的长度，并将弯曲部位从冠方移位至根尖，因此在很大程度上减少了根管机械预备的难度（图3.4）。尽管具有便利形和预防性扩展的开髓洞形改善了根管的弯曲参数，但从牙颈部去除了较多的牙本质。然而在微创治疗理念进入牙科领域之前，为了减少根管机械预备过程中并发症的发生，人们并没有重视去除过多牙体组织带来的弊端。

3.5 微创牙科治疗

近年来，微创治疗理念在牙医学领域方兴未艾，在牙齿预防和治疗间架起一座桥梁。这种以患者为中心的理念也影响了牙髓治疗。牙科专业人员已认识到自体组织的生物学价值高于人造材料，因此微创牙科治疗旨在通过一系列措施来保存牙体组织。换言之，通过预防牙齿疾病的发生并阻止其进展来保存牙体组织，并且应尽可能少地去除和替换牙体组织[10]。

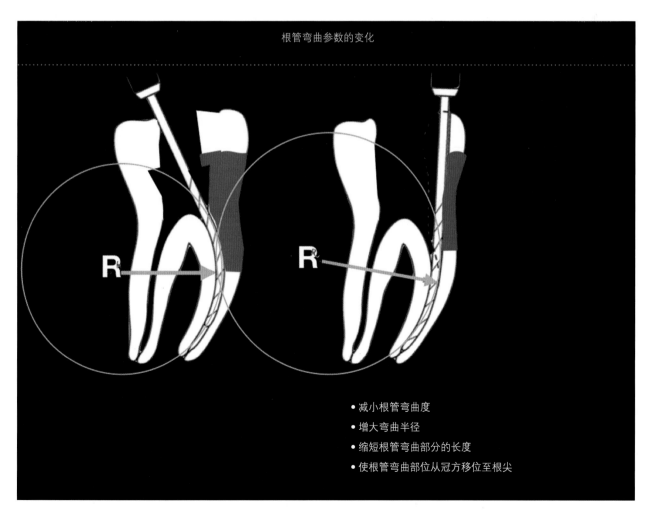

根管弯曲参数的变化

- 减小根管弯曲度
- 增大弯曲半径
- 缩短根管弯曲部分的长度
- 使根管弯曲部位从冠方移位至根尖

图3.4 在传统开髓洞形中制备便利形，去除牙本质肩领，根管弯曲度减小、弯曲半径增大。

微创牙髓治疗是通过尽可能少地去除和替换牙体组织来实现牙髓病治疗目标。这些目标不仅包括预防和治疗根尖周炎，还包括天然牙的终生保留。特别是为了实现终极目标，传统开髓洞形的设计理念受到质疑。

根管治疗失败最常见的原因是龋病和牙齿折裂所导致的牙体组织大量丧失[11]。根管治疗后的牙齿发生折裂，与其丧失的组织量及特定的洞形结构直接相关[12]。治疗过程中去除的牙体组织越多、牙齿结构被削弱得越严重，牙齿的刚性与抗折性就越低[13]。研究表明，开髓及后续根管治疗操作对牙齿的影响很小，刚性仅降低5%，而冠部修复治疗导致牙齿的刚性降低20%；如果在MOD洞形中两个边缘嵴都缺失，刚性则会降低63%[14]，这表明边缘嵴对于牙齿的抗折性至关重要。Lang等[15]的研究结论与上述研究一致，开髓、桩道预备会使牙齿的变形能力显著增加，然而根管预备过程中去除管壁牙本质（根管的外形并未明显改变）不会使牙齿的变形能力显著增加。

然而在磨牙中，随着窝洞的增大，牙尖的偏转会增加，并且在制备开髓洞形后达到最大[16]，因此对于制备传统开髓洞形的磨牙，根管治疗后需要进行覆盖牙尖的保护性修复。多年来，各种类型的修复体逐渐被用于根管治疗后的牙齿[17]。根管治疗后的牙齿修复，需要根据具体临床情况补偿丧失的牙体组织，并设计修复体来保护剩余的牙体组织以防止折裂。根管治疗后的牙齿发生折裂的主要原因是反复的应力过载导致的创伤或疲劳。牙齿在正常行使功能时，由于牙根发育不成熟、龋病、磨耗和侵入性的牙科治疗导致牙齿的机械特性降低，以及由于增龄、活力丧失和牙髓治疗而引起的牙齿结构变化，牙齿可能发生折裂[18]。

基于上述研究结论，为尽量减少组织丧失，微创牙科治疗理念迅速流行并演变成一种趋势。随着牙科治疗技术的不断革新，微创牙科治疗理念开始应用于临床实践的各个方面。常用于微创牙髓治疗的技术、器械、设备和材料如下：

- 牙科手术显微镜（DOM）。

  DOM有助于改善视野、放大术区、提供同轴照明，并且符合人体工程学，可用于牙科治疗的所有阶段[19]。
- CBCT成像（小视野）。

  CBCT影像可以使大多数的根管三维解剖结构可视化[20]。
- 超声（US）工作尖和设备。

  US可以改善操作视野和提高精确度，有助于医生进行更微创的治疗。
- 马氏体镍钛根管锉。

  经过热处理的镍钛根管锉兼具良好的抗折性与柔韧性。这些可预弯器械可以在狭小的空间中安全使用，而无须在开髓过程中制备便利形和预防性扩展[21]。
- 冲洗液活化技术。

  冲洗液活化技术（超声、高功率声波、多频率声波或激光）的最新研究认为，只需微创预备甚至不预备，就可以对根管系统进行消毒[22]。
- 具有生物活性的根管充填材料。

  生物活性充填材料的出现简化了根管充填技术[23]。
- 静态和/或动态导航[24]。

  在静态和/或动态导航新型技术的辅助下，医生可以对复杂的病例进行微创治疗，比如完全钙化的根管或在全冠修复体上开髓。
- 粘接修复技术。

  随着粘接修复技术的发展，根管治疗后的牙齿即便进行部分粘接修复，也可以取得良好的预后。

在牙髓治疗过程中，为了方便操作而去除牙体组织的观点似乎已经过时。为实现"终生保留天然牙"这一终极目标，组织保存的理念逐渐兴起。牙髓治疗过程中的组织保存可采取多种形式，包括预防、早期诊断、活髓保存、开髓洞形设计、根管预备尺寸、冲洗技术和显微根管外科技术。本章仅探讨开髓洞形设计及组织保存技术。

3.6　微创开髓洞形设计

微创开髓洞形的设计理念是优先去除：①修复材料而不是牙体组织；②牙釉质而不是牙本质；③咬合面的牙体结构而不是颈周牙本质[4]。目的是增加牙齿的机械稳定性及抗折性，从而促进牙齿长期存留并行使功能。微创开髓洞形的制备具有以下特点：

- 忽略了传统开髓洞形对预防性扩展和制备便利形的要求。
- 无须完全揭除髓室顶、建立根管直线通路。
- 强调在后牙中保留颈周牙本质的重要性（颈周牙本质是位于牙槽骨冠方4mm至根方4mm的牙本质）。
- 强调在前牙中保留舌隆突周围牙本质的重要性。

微创开髓洞形的制备是一种动态操作过程，无须从一开始就按照预定的形状进行开髓，首先通过制备微创洞形进入髓腔，然后不断扩大洞口边缘以改善术野。

3.7　开髓洞形相关术语

在讨论开髓洞形设计的新概念时，定义新的通用术语至关重要，有助于医生进行交流。

传统开髓洞形（TEC）的目的是完全揭除髓室顶，暴露所有髓角，建立进入根管的直线通路，以便医生在同一视角可直视到髓室底和所有根管口[25]（图3.5）。

Clark和Khademi[26]将**保守开髓洞形（CEC）**定义为保留髓角，揭开部分髓室顶，髓室壁向咬合

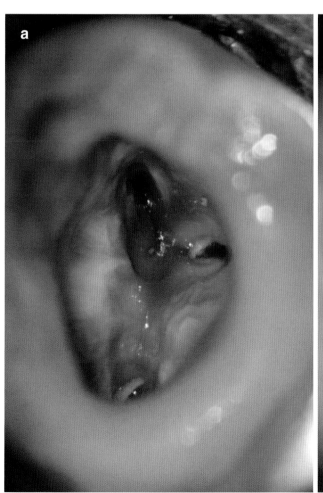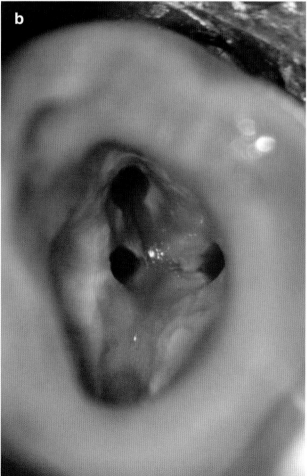

图3.5　上颌第一磨牙传统开髓洞形。（a）定位MB2根管口前。（b）定位、疏通并预备MB2后。

面略微汇聚，从不同的视角看到髓底和所有根管口[25]。如果医生通过一个角度不能观察到髓室和髓底，可以调整口镜角度（图3.6）。

忍者开髓洞形（NEC） 是指"为定位根管口，只揭开小范围髓室顶，保留所有髓角的超微创开髓洞形，髓室壁向咬合面聚拢并保留牙釉质[25]"（图3.7）。

根管口导向开髓洞形（TREC） 是以根管口为导向而建立的髓腔入路，针对磨牙的不同牙根分别预备相应的洞形，保留髓室顶中央部分的牙体组织[27]（图3.8）。

龋损导向开髓洞形（CDEC） 是指在患牙邻面（图3.9）或颊侧（图3.10）制备的髓腔入路，旨在去除所有龋损组织和全部充填材料，从而充分利用牙体缺损部位进入根管系统，而无须将其扩展为预定的形状。

3.8 制备微创开髓洞形所需的器械、设备

Bóveda和Kishen[4]阐述了通过微创开髓洞形以及微创根管治疗技术处理根尖周炎的理论基础。微创根管治疗需要特定的器械、设备，包括经过特殊设计的微创车针、细而尖锐且具有两个弯曲角度的根管探针、面反射口镜、根管锉夹持器、放大及照明设备、超声工作尖和诊断工具。

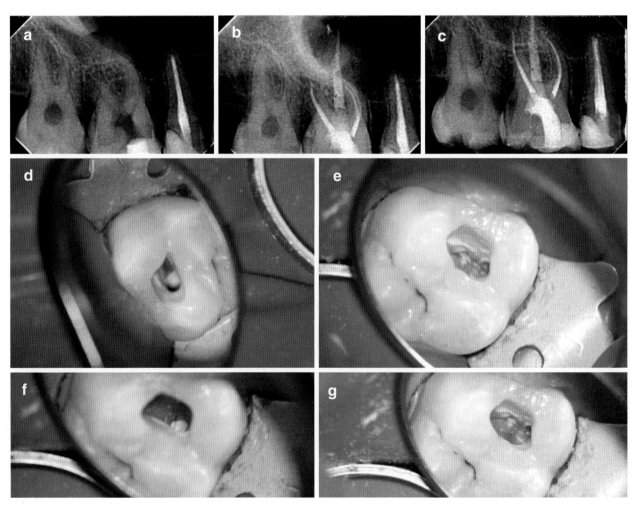

图3.6 （a）上颌磨牙的术前根尖片。（b，c）经微创开髓洞口完成根管治疗后，从不同投照角度拍摄的根管充填片。通过开髓洞口观察腭侧根管（d）、近颊根管（e）和远颊根管（f）的临床照片。（g）低倍放大倍数下观察微创开髓洞形，评估去除的冠方牙体组织。

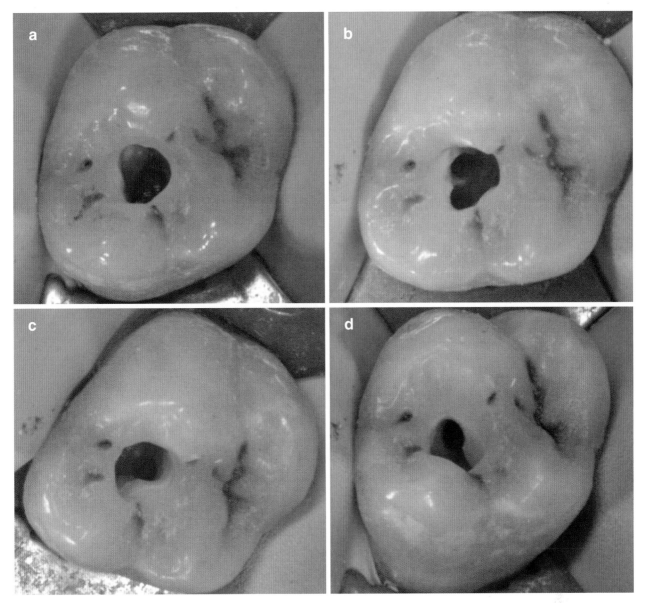

图3.7　（a）忍者开髓洞形（根管机械预备后拍摄的临床照片）。近颊两根管（b）、远颊根管（c）和腭侧根管（d）。

3.8.1　车针

最常用的开髓工具是圆头粗颗粒（蓝色、绿色或黑色标志）金刚砂车针，呈圆锥形或圆柱形。

在临床上，医生需要根据牙齿的大小，选择合适的车针。#10~#12车针可用于较小的牙齿，比如下颌切牙、上颌侧切牙、下颌尖牙或钙化的髓腔，而#12和#14的车针可用于较大的牙齿，比如磨牙、前磨牙、上颌中切牙或髓腔宽大的年轻恒牙。

圆头金刚砂车针可预备出更光滑的洞壁，并且由于损耗较少，使用寿命更长。平头金刚砂车针可能会产生更多台阶。高速球钻用于开髓，效率也很高，但是不能很好地控制钻磨方向，会不加选择地切割侧方牙体组织；还可能过度去除颈周牙本质，形成倒凹或球状开髓洞形；初学者使用时，可能导致医源性损害。唯一推荐使用的球状车针是多刃钨钢低速车针，#12或#14。为了术中更好的视野，建议使用长柄球状车针。在使用

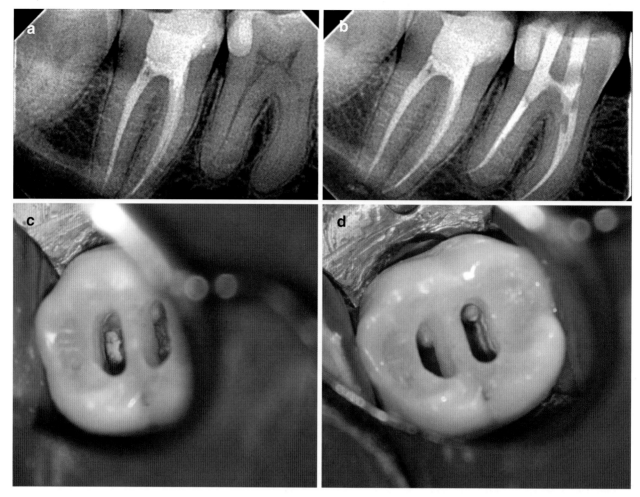

图3.8　（a）下颌第一磨牙的诊断为急性牙髓炎。术前根尖片。（b）以根管口为导向设计开髓洞形，完成根管治疗。拍摄根管充填片。通过开髓洞口观察远中（c）和近颊（d）根管。

金刚砂车针后，才能使用球状车针，用于去除龋损、牙髓组织并进入根管口。在操作过程中，低速多刃球钻不要接触洞壁，也不能切削髓底，以免形成球状开髓洞形并去除颈周牙本质。如前所述，微创开髓洞形不需要去除所有的倒凹结构，通过根管口在咬合面延长线的投影进入根管而不是在咬合面上建立直线通道。此时，咬合面牙釉质需要预备成斜面，这是开髓洞形设计的重要革新。

一些具有非切削尖端的多刃钨钢车针（比如Batt车针），可用于精修开髓洞形。这些车针主要用来去除所有的髓角及其他妨碍根管治疗的牙体组织。这些车针常会形成锥度过大的洞形，可能导致开髓口过大。此外，这些车针虽然可以在轴壁上形成非常光滑的表面，但是与轴壁是否粗糙相比，保持完整的牙体组织结构更为重要。

为了定位髓室底深部的根管口，建议使用细长的车针，比如Clark EG3微型金刚砂车针和Munce圆头低速车针。这些车针有助于清理髓角、扩大根管口，尽可能地保存牙本质。这些车针不阻挡术者视线，可以控制钻磨方向，避免过多地切削轴壁牙本质。小号Munce车针可进入根管口下方和峡区，尤其适用于对牙根深处的根管进行探查。

GG钻也常用于建立髓腔入路，但是会严重破坏根管口下方的颈周牙本质。在微创治疗中，GG钻只能用于髓腔内和根管口外，通过侧向"提刷"的动作、选择性地去除某些冠方的牙本质

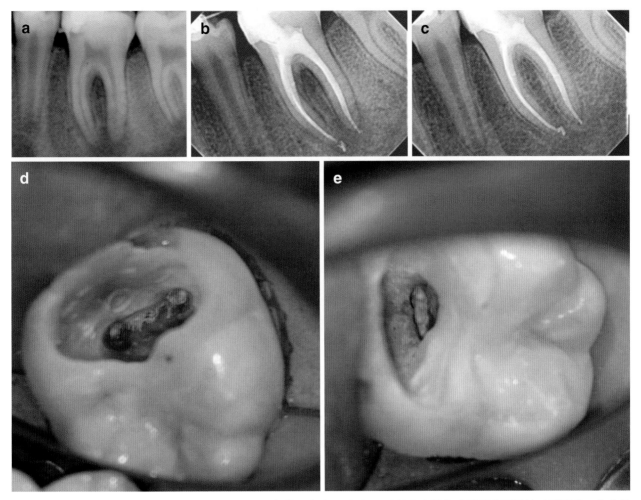

图3.9　（a）下颌第一磨牙的诊断为急性牙髓炎。术前根尖片。（b）通过树脂充填物或龋损范围设计开髓洞形，完成根管治疗后。术后根尖片。（c）根管治疗完成1年后随访。拍摄根尖片。通过开髓洞口观察已完成充填的近中根管（d）和远中根管（e）。

阻碍，并精修轴壁、髓角以及根管口上方牙本质。最常用的是#3（直径0.90mm）或#4（直径1.10mm）GG钻。

球状末端的细颗粒（黄色或红色标志）车针可用于制备咬合面的牙釉质/牙本质斜面，以去除根管预备器械的冠方阻碍。

圆头多刃车针或GG钻必须使用1∶1低速反角手机。高速车针建议配合使用1∶5高速反角手机（转速比涡轮手机低）。与涡轮手机相比，高速反角手机并不是必须使用的，但可避免去除过多的牙本质。

3.8.2　口镜

微创开髓中需要使用最好的口镜以确保术野清晰。表层镀铑的面反射口镜可提供最佳术野和光传导性，尤其是制备较小的开髓洞形时，可避免双重成像和折射现象。镀铑口镜的边缘通常呈黑色。

不建议使用具有放大功能的口镜，会增加图像失真。如果需要放大功能，最好使用放大镜或显微镜。获得清晰术野的关键是在放大、照明下通过高质量的口镜观察反射形成的图像。

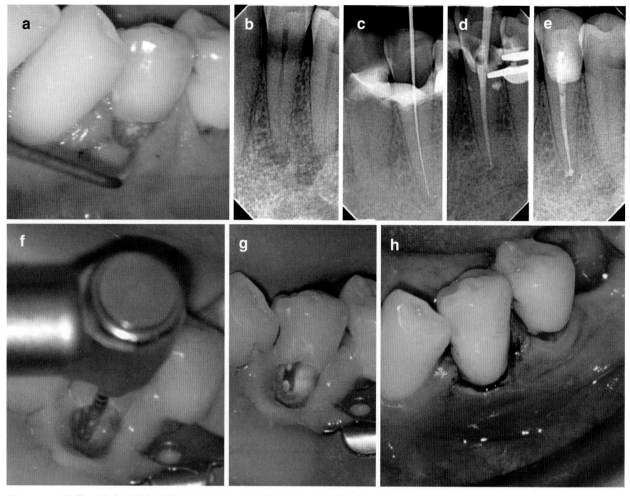

图3.10 下颌第一前磨牙颊侧颈部可见龋损。术前临床照片（a）和根尖片（b）。通过颊侧开髓洞口确定根管治疗的工作长度（c），试尖片（d）和术后根管充填片（e）。（f）机用镍钛锉通过颊侧开髓洞口进入根管，进行根管预备。完成根管治疗（g）和复合树脂修复后（h）的临床照片。

3.8.3　根管探针

根管探针可用于定位根管、确定根管方向。在临床实践中，医生可使用直头探针，专用的根管探针（DG-16和JW-17）也很有用。

3.8.4　长柄根管锉

长柄根管锉可以像探针一样使用，直接插入根管口内。长柄根管锉有不同的类型、大小和锥度，包括尖端直径分别为0.08mm、0.10mm和0.15mm，锥度为0.04的MC K锉和H锉（VDW，Munich，Germany）；尖端直径分别为0.10mm和0.15mm、锥度为0.04，尖端直径为0.10mm、锥度为0.06的Micro-Openers K锉（Maillefer，Baillagues，Switzerland），以及尖端直径分别为20mm和30mm，锥度为0.02的Micro-Debriders H锉（Maillefer，Baillagues，Switzerland）。长柄根管锉具有一定的锥度，可抵抗轴向压力。如果根管内存在一些残余的牙髓组织或充填材料，可以使用长柄根管锉以侧向"提刷"的方式进行清理。

长柄根管锉尤其适用于显微镜下操作，医生不需用手指来夹持根管锉，因此不会阻挡操作视线。

还可以将不同种类、型号的手用锉安装在夹持器上，可以发挥类似根管探针或长柄根管锉的效果。

3.8.5　显微镜与放大镜

显微镜与放大镜的放大功能有助于医生进行微创治疗。80%的牙髓病例可通过使用4.5～5倍放大倍数的放大镜完成，但是有些特殊病例只能在显微镜的辅助下才能完成。

开普勒式放大镜在眼镜或头带上有不同类型的支撑方式，是处理常规病例的理想放大设备。伽利略式放大镜通常具有较低的放大率和不同的光线透射率。

选择适合个人工作距离的放大镜很重要。如果年轻医生希望从较低的放大倍数来适应放大后的视野，可以先选择3.5倍的伽利略式放大镜，后续再更换为4.5~6倍放大倍数的开普勒式放大镜，这种放大镜更适用于牙体牙髓病例。

还可以将LED灯安装在放大镜上，增加放大后术野的亮度。

通常情况下，在放大镜和照明设备的辅助下可以顺利完成微创根管治疗中髓腔入路的建立。显微镜主要用于疑难病例。当医生需要在牙根深处进行操作时，比如寻找钙化根管、取出分离器械、拆除纤维桩或定位根管口，仅使用带LED灯的放大镜很难顺利完成治疗。在这些情况下，必须使用带有同轴光源的显微镜才能看到牙齿内部的解剖结构。

3.8.6　超声设备与超声工作尖

超声工作尖具有良好的操作性，不妨碍术者视线，与使用高速或低速车针相比，在精修开髓洞形和探查根管口时破坏的牙本质较少。超声工作尖有助于去除髓腔钙化，而且不会破坏髓室壁或髓底。此外，当超声工作尖与显微镜配合使用来寻找根管口时，可以更容易地发现一些精细的解剖结构[28]。

金刚砂超声工作尖或者工作效率较低的无金刚砂涂层的超声工作尖主要用于在髓室底寻找或修整根管口。在精修开髓洞口的轴壁时，超声工作尖主要用于去除牙本质，而避免与牙釉质接触，牙釉质在超声尖的振动下可能会产生裂纹[29]。

endo-chuck是一种具有不同工作角度（90°和120°）的超声设备，可以夹持一些超声工作尖或根管锉以寻找根管或清理峡区。有一些夹持器也可以安装车针，用于清理髓角和残余的牙髓组织。此外，一些在显微根管手术中使用的可弯曲超声工作尖，也可用于清理髓角以及下方的牙髓组织。

3.8.7　CBCT

作为一种三维影像学诊断工具，CBCT有助于判断既往治疗是否遗漏根管、发生根管治疗并发症（比如台阶、穿孔和器械分离），明确牙齿与周围解剖结构之间的关系，常用于根管再治疗和根管手术病例的术前评估。一般情况下，常规根管治疗不需要在术前拍摄CBCT即可完成治疗，除非存在复杂的三维解剖结构、牙齿与病变之间不明确的关系或重度钙化根管。在这些情况下，术前拍摄CBCT有助于设计三维开髓洞形。对于完全钙化的根管，可根据术前拍摄的CBCT数据制作开髓导板。开髓导板有助于医生进行精确开髓，具有很高的临床价值[24,30-32]。

术中3D导航技术也是一种用于建立髓腔入路的新型技术。该技术的原理类似于种植导航技术，在根管治疗过程中，术者可以在CBCT影像中实时观察牙冠、牙根内部的车针位置。这种"基于CBCT影像的开髓技术"可能是根管治疗的发展趋势。

对于任何常规病例，医生都能拍摄CBCT，对患牙的解剖结构进行三维评估，通过专用的3D软件进行开髓洞形的设计，甚至制订整体治疗方案。

3.8.8　治疗时间

治疗时间是进行微创开髓和微创根管治疗最重要的"特殊设备"。微创根管治疗的目的是尽可能地保存完整的牙齿结构，因此微创开髓与传统开髓相比，操作时间显著增加[33]。

3.9　微创开髓洞形的缺点

尽管微创开髓洞形可以保留更多的牙体组织，患牙的长期预后更佳，但也存在一些争议。微创开髓洞形的缺点如下：
- 影响髓室的消毒效果[34]。
- 增加遗漏根管的风险[28]。
- 增加机械预备不能接触到的根管壁的面积[35]。
- 增加机用镍钛锉在预备过程中的应力[36]。
- 影响冲洗液渗透、针头进入根管的深度，增强气锁效应，降低超声荡洗的效率[4]。
- 使根管充填和冠方修复更复杂（由于开髓洞口下方存在倒凹，增加修复技术、材料的使用难度）。
- 延长治疗时间[33]。

为了给根管治疗提供最佳的循证依据，微创开髓洞形的优点和缺点已成为当前研究的热点。

3.10　微创开髓洞形的研究进展

目前研究的重点是比较不同开髓洞形设计的牙齿的抗折性。近期发表的一项研究显示[35]，采用CEC设计的磨牙和前磨牙的抗折性比TEC设计的牙齿分别高2.5倍和1.8倍，但是采用这两种洞形设计的切牙，其抗折性无差异。在这项研究中，由于牙齿在开髓后没有进行修复，因此该研究的临床意义不大。Moore等[37]比较了采用CEC和TEC设计的上颌磨牙在完成修复之后的抗折性，结果

显示两者的抗折性无明显差异，并且都低于完好的磨牙。由于上颌磨牙的近中颊根存在复杂的根管系统（近中颊侧第二根管难以定位和疏通），因此是否采用CEC设计这些牙齿需要慎重考虑。Corsentino等[27]认为，开髓后的牙齿或者缺失1～2个侧壁的牙齿，其抗折性会下降。对于缺失2个轴壁的牙齿，其抗折性不受开髓洞形设计（CEC或TEC）的影响。Ozyurek等研究发现，CEC与TEC相比，前者并不能增强Ⅱ类洞患牙的抗折性[38]。Rover等认为[28]，CEC设计没有任何优势。当上颌磨牙不使用显微超声技术制备CEC时会导致根管遗漏，并且不会增强抗折性。

Sabeti等[39]认为，将根管预备的锥度增加到0.08会显著降低牙齿的抗折性。开髓后的牙齿与完好的牙齿相比，其抗折性显著降低。采用CEC设计与采用TEC设计的牙齿相比，两者之间的抗折性无显著差异。此外，采用CEC设计的患牙，其根管机械预备的时间比采用TEC设计的患牙长2.5倍，这表明微创髓腔入路设计会显著影响根管机械预备[33]。

尽管大多数体外研究表明，开髓洞形的大小对牙齿的抗折性影响甚微，但也有研究得出相反的结论。在这些已发表的研究中，关于不同开髓洞形的定义并不一致。在某些研究中，TEC与CEC类似，而CEC可能更接近NEC。一些研究实际上是将CEC与NEC进行比较，而不是真正地比较了TEC和CEC，因此得到了阴性结果。Plotino等将不同的开髓洞形设计进行更细致的定义与分类[25]，其研究结果显示，采用TEC设计的牙齿的抗折性低于采用CEC或NEC设计的牙齿。CEC和NEC间无显著差异。在此项研究之后，该团队进一步对不同开髓洞形的尺寸进行标准化[40]。通过CBCT测量采用不同开髓洞形设计的磨牙和前磨牙中去除的牙体组织的体积，并计算百分比。结果显示NEC＜CEC＜TEC，并且根据体积百分比的差异提出了新的开髓洞形分类：NEC＜6%，CEC可达15%，TEC＞15%。

在图3.11中，将3种不同类型的开髓洞形叠加，可清楚地观察到不同开髓洞形在咬合面观和侧面观的差异。

目前还没有高质量的临床随机对照试验来研究微创开髓洞形对牙齿使用寿命的影响。最佳循证依据表明，开髓洞形的选择对牙齿的使用寿命没有影响。

3.11 牙髓治疗中微创理念——"少即是多"

尽管微创开髓洞形的优势还没有得到临床随机对照研究的验证，但是医生倾向于接受在开髓过程中去除组织时遵循"少即是多"的理念。在牙髓病学的悠久历史中，天然牙列的终生保留是始终如一的愿景。但是天然牙列的寿命并不总是相同的，因为人类出生时的预期寿命并不是一个稳定的参数。如果出生时的主要死亡模式在整个生命周期中保持不变，新生儿的平均存活年限会随着时间的推移显著增加，从1548年的20岁增加到2015年某些国家的近85岁（https://ourworldindata.org）[41]。人口老龄化给天然牙列的终生保留带来巨大挑战。牙本质的生理与病理变化可能会影响牙齿寿命。牙本质的生理变化与年龄相关。随着年龄的增长，牙本质的矿化程度、硬度增加，牙本质小管闭塞，耐久强度降低48%，疲劳裂纹扩展速度加快100倍以上，抗折强度降低20MPa/10年，胶原蛋白交联增加，基质降解酶减少[42]。与龋病相关的牙本质病理变化包括矿物质含量降低，孔隙率增加，胶原蛋白结构和分布改变，非胶原蛋白改变，可润湿性增加，牙本质硬度、刚性及抗张强度降低，弹性模量、疲劳强度及干燥收缩率降低，疲劳裂纹扩展速度增加[42]。

综上所述，在根管治疗和其他牙科治疗过

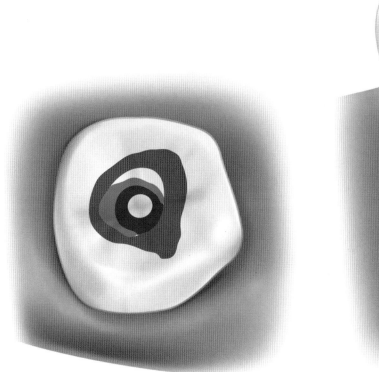

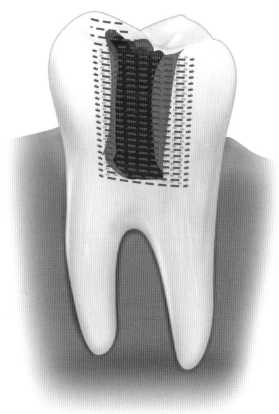

图3.11 三维模拟TEC（紫色）、CEC（绿色）和NEC（红色）开髓洞形的范围叠加，注意咬合面观（a）和侧面观（b）的差异。

程中去除的牙体组织越少，牙齿折裂发生的可能性就越小。特别是在根管治疗中，由于牙体组织的去除，增龄或龋病所导致的牙本质成分与结构的变化，不可避免地会产生不良后果。为了避免根管治疗后的牙齿因折裂而拔除，建议在根管治疗和修复过程中，不仅要修复龋病破坏的牙体组织，还要保护、保存牙齿结构。在此基础上，只要能达到根管治疗的最终目的，在开髓过程中应尽量减少组织的去除。这也意味着医生需要提高技能、熟练使用器械设备，以便在有限的空间内更有效地进行治疗。此时，个性化的动态开髓洞形设计理念极其重要。

3.12　动态开髓洞形设计

传统开髓洞形设计是根据最常见的根管解剖特征预先设定开髓洞形的形状，动态开髓洞形设计则与之不同。动态开髓洞形设计可根据病理学、解剖学评估以及所使用的材料、技术采取不同的形式。动态开髓的第一步是清除龋坏及受损的牙体组织，然后再处理髓腔。髓腔的处理首先从针尖大小的穿髓点开始，逐渐扩大以去除所有无法保留的炎性牙髓组织或坏死牙髓组织。策略性地扩展开髓洞形以便于操作，有助于解决根管预备和消毒中遇到的难题。随着根尖周炎的诊

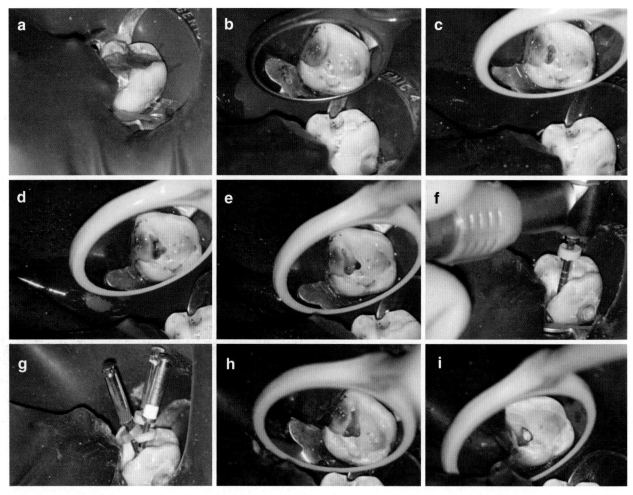

图3.12　（a）下颌第二磨牙的诊断为急性牙髓炎。术前临床照片。（b）在去除牙本质前，先逐步去净银汞合金充填物。（c）去净龋坏组织，初步进入髓室。（d）逐步扩大开髓洞口以进入近中根管系统。（e）扩展开髓洞形，以进入远中根管（注意远中的沟槽）。（f）使用机用镍钛锉预备近中颊侧根管。（g）3个根管均已疏通。根管充填后近中根管（h）和远中根管（i）的临床照片。

断、预防和治疗技术的发展，动态开髓洞形设计将不断变化（图3.12和图3.13）。

3.13　开髓洞形的生物性修复

近年来，牙髓再生医学中出现了对开髓洞形进行生物性修复的概念[43]。尽管根管治疗后使用牙科材料对患牙进行修复，但由于治疗中去除了一些牙体组织，导致患牙所受应力的强度与分布发生改变而导致抗折性下降[44]。此外，天然牙结构与人造材料相比，更适于替代缺失的牙体组织。牙髓再生治疗不仅能够使牙根持续发育、牙本质壁增厚，还可能对开髓洞形进行生物性修复[43]。这种生物性修复可以真正强化根管治疗后的牙齿（图3.14）。学者应该高度重视该研究领域。目前，人造材料和牙体组织间持久界面的建立仍面临着很大的挑战，随着治疗理念和临床技术的革新，生物性修复将弥合人造材料与牙体组织间的缝隙。然而，直到这些强化牙根的替代治疗方法趋于成熟并逐渐成为主流技术，才会受到广泛关注[45]。

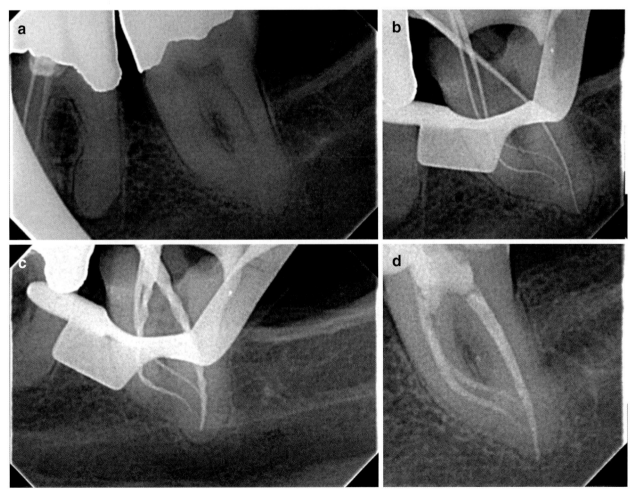

图3.13　（a）下颌第二磨牙的诊断为急性牙髓炎。术前根尖片。（b）在开髓进入根管系统后确定工作长度，拍摄根尖片。（c）扩大开髓洞形后，机用镍钛锉可通畅进入各个根管。（d）术后根尖片。

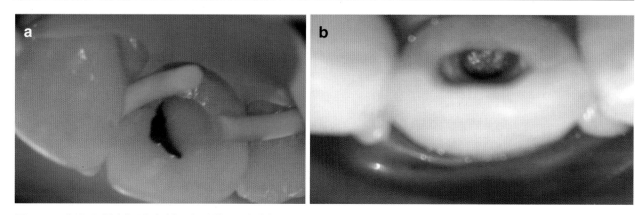

图3.14 （a）上颌中切牙牙髓坏死，腭侧开髓引流。（b）患牙进行牙髓再生治疗10年后，牙颈部根管中可见硬组织形成（经Chaniotis等[43]许可出版）。

第4章　微创根管预备技术

Minimally Invasive Root Canal Instrumentation

Gustavo De-Deus, Emmanuel J. N. L. Silva,
Jorge N. R. Martins, Daniele Cavalcante,
Felipe G. Belladonna, Gianluca Plotino

目录

G. De-Deus (✉) · D. Cavalcante · F. G. Belladonna
Endodontics, Fluminense Federal University,
Niterói, RJ, Brazil

E. J. N. L. Silva
Endodontics, Fluminense Federal University,
Niterói, RJ, Brazil

Endodontics, Rio de Janeiro State University,
Rio de Janeiro, RJ, Brazil

Endodontics, Grande Rio University,
Rio de Janeiro, RJ, Brazil

J. N. R. Martins
Endodontics, Faculdade de Medicina Dentária da
Universidade de Lisboa, Lisbon, Portugal

G. Plotino
Private Practice, Grande, Plotino & Torsello – Studio
di Odontoiatria,
Rome, Italy

© Springer Nature Switzerland AG 2021
G. Plotino (ed.), *Minimally Invasive Approaches in Endodontic Practice*,
https://doi.org/10.1007/978-3-030-45866-9_4

4.1　微创根管成形：根尖预备尺寸的重要性

牙根纵裂（VRF）是指沿牙根纵轴方向上发生的折裂[1]，在根管治疗和非根管治疗的牙齿中都有可能发生。自1931年以来，根管治疗一直被视为VRF的风险因素[2]。即使经过近1个世纪，牙根纵裂仍然是极其重要的临床并发症，这是因为它常导致牙齿丧失[3]。现代观点认为，根管治疗后牙根纵裂的产生是多种因素相互作用的结果[1]。一般来说，咬合负载不当、牙尖陡峭、斜度较大、冠部存在较深裂纹、根管呈喇叭形、根管桩的位置过深等因素均与牙根纵裂相关[1]，这些因素既有医源性的，也有非医源性的。尽管目前缺乏可靠的循证依据，但普遍观点认为牙本质总量的丧失会降低牙体强度。实验研究证实，牙本质总量的丧失会逐渐削弱牙齿对间歇性咀嚼的抗力，牙本质去除的量与牙根强度之间存在直接关系[4-6]。疾病进展或临床操作会导致牙本质丧失，根管成形不当所导致的根管偏移会在根尖及颊舌方向上产生较大的应力，以上因素都可能会影响牙根的挠曲抗力。此外，根管预备的锥度也会影响牙根承受咀嚼压力所产生的应力。Rundquist和Versluis[7]认为牙齿在承受咀嚼力过程中所产生的最大应力主要集中在牙根的颈部，这可能与冠部预敞有关。因此，根管治疗过程中应避免不必要地去除牙本质。此外，根管的解剖形态、体积等其他因素也会影响牙根的抗折性[8]。总之，牙根的挠曲抗力取决于牙本质在根管壁周围的分布。

一些学者认为传统的根管机械预备方法会降低牙齿的抗折性，但是只有少量的实验研究支持这一观点[9-10]，目前仍缺乏能够指导临床决策的高质量证据。有关根管机械预备最佳尺寸的探讨是当前牙髓病临床实践与科研中备受瞩目的话题之一。

机械成形的程度取决于根管的初始形态、根管充填技术和修复治疗方案，然而最重要的是在保证剩余牙体最大强度的同时，尽可能完善地清理根管系统。有观点认为，对于不规则的、器械无法进入的根管区域（比如根管鳍部、峡区），由于机械预备难以进行有效清理和消毒[11-16]，因此应保持尽可能小的机械预备尺寸；另外，机械预备需要为之后的根管冲洗提供充足的空间。因此有必要确定最佳的机械预备号数与锥度，但目前尚无可靠证据支持这一观点。

根管治疗的目标是使牙齿有效地行使功能，实现这一目标的微创根管治疗方法与原理尚不明确。本章重点探讨最佳的根管预备号数与锥度，以避免过度预备并确保根管冲洗效果。本章旨在探讨并制定能够最大限度地保持牙齿强度并延长使用寿命的最佳操作流程。此外，镍钛器械的进展使牙髓病学趋向微创牙科领域发展。

4.2   现代根管成形技术的局限性

微创根管成形的争议性话题目前主要围绕着根管预备的尺寸。简而言之：什么是最佳的微创预备尺寸？

这一问题源于现有技术的局限性。理想情况下，充分的机械预备应均匀地切削根管壁（类似于一种刮擦动作），从而有效地清除残余软组织和细菌生物膜，因为这些感染物会导致疾病的发生或迁延不愈，从而影响治疗效果[17-19]。然而，由于现有的旋转式和往复式镍钛系统无法适应不规则的根管横断面，最终只能将主根管预备成圆形，因此根管的颊侧和舌侧扩展区不能得到有效清理[11-16,20]。值得注意的是，在仅显示颊舌向投影的二维根尖片中无法观察到这一现象，然而在组织学切片和显微计算机断层扫描（micro-CT）的横断面上可以轻易观察到[11-16,20]，这表明现有镍钛系统在机械预备方面并未达到最佳标准。micro-CT研究显示，机械预备过的根管表面积通常低于60%[11-16,20-22]。

总之，镍钛系统预备根管时会遗留大量器械没有触及的牙本质区域。因此，目前的根管成形技术从机械力学的角度看是令人满意的，但从生物学的角度看却是不尽如人意。图4.1a显示一个椭圆形根管的组织学横断面，图4.1b中的黑线大致显示了根管的原始解剖结构，即机械预备前的根管。绿色圆圈表示使用镍钛系统可清理的范围。清创区域始终遵循相同的轨迹，因为只要镍钛器械向根尖运动，合力就会使器械朝单一方向推动，从而导致圆形切削。这意味着去除了大量健康牙本质（如图4.1c中的蓝色区域所示）的同时也残留了很多感染物（如图4.1c中的红色区域所示）。只有图4.1c中的黄色区域是镍钛器械预备的

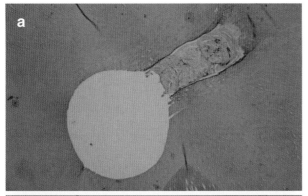

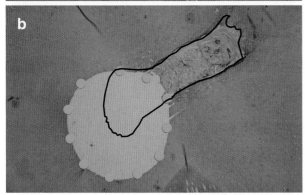

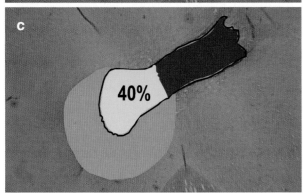

图4.1 当前镍钛系统预备椭圆形根管的效果。图a显示一个椭圆形根管的组织学横断面。在图b中，黑线表示根管的原始解剖结构。绿色圆圈显示机械预备后的牙本质区域。所有的旋转或往复运动镍钛系统都以相同的模式向根尖运动，器械会靠近根管一侧，并且仅接触一小部分根管壁。机械预备去除了大量健康牙本质（图c蓝色区域），但由于镍钛预备技术的局限性，残留了大范围未能清理的区域（图c红色区域）。因此，对于如图所示的椭圆形根管，机械预备能够清理的区域仅占40%左右（图c黄色区域）。

有效区域，这表明如图4.1所示的典型椭圆形根管中，机械预备只能清理40%左右的区域。

因此，可以归纳出以下几点结论：

1. 镍钛器械仅作用于根管的中央部分，无法进入和清理绝大部分不规则区域。因此，在椭圆形

根管中，牙本质壁表面的大部分细菌生物膜都不能被清除。

2. 根管冲洗的作用尤其重要，尽管也存在一些局限性。

3. 根管成形过程中会不必要地去除一部分健康牙本质。根管机械预备应专注于改善镍钛器械的刮擦效果，尽可能均匀地清理根管内壁。

根管机械预备在本质上是一种有创操作，不同的预备技术和镍钛系统会不同程度地去除牙本质，从而改变牙齿的生物力学特性[23]。未来的研究方向应专注于取得最佳冲洗效果所需的根管扩大比率。

4.3 保存颈周牙本质：冠部预敞是否必要？

冠部预敞、根管探查和疏通根管是根管机械预备的早期步骤。冠部预敞可被视为开髓洞口向根管颈部1/3的扩展。对于狭窄、钙化或难以疏通的根管，可以将其冠方敞开，重新规划根管入路，这样做有以下优点：

1. 通过去除颈部钙化物和牙本质肩领来改善术者对器械的触感与控制，从而可以减少器械进入根尖1/3的阻碍，便于进行根管探查和根尖疏通。

2. 有助于大号器械更轻松地进入根尖区。

3. 减少医源性错误，比如工作长度丢失和根管偏移。

4. 从以下两个方面来改善感染控制效果：①大多数细菌定植于根管的冠部和中部1/3。因此，在治疗早期，通过冠部预敞可清除根管中的大多数细菌，有助于提高感染控制效果。②通过冠部预敞，在根管清理、成形的早期阶段，冲洗针头可以进入更深的部位，从而提高冲洗效果。冠部预敞区域作为冲洗液的溢出空间，使冲洗液更好地回流[24-26]。

5. 减少由于细菌推出根尖孔而导致的术后疼痛。

6. 降低器械分离的发生率。Ehrhardt等[27]证实冠部预敞后使用MTwo系统（VDW，Munich，Germany），器械分离的发生率较低，甚至可以重复使用5次。

7. 通过冠部预敞可获得更加准确的根尖直径[28]，有助于确定根尖最终成形的尺寸。

尽管冠部预敞具有以上优点，但如果使用大号器械将根管冠方过度预敞，会削弱牙根强度。由于去除过多的颈周牙本质这一具有重要意义的关键结构，最终会影响根管治疗的结果。对于根管治疗后维持牙齿强度而言，保存颈周牙本质比降低咬合更为重要[29]。总之，破坏颈周牙本质将削弱牙根强度，降低牙根的抗折性。实际上，在牙根的冠部区域，根管锥度越大、越外敞，牙根就越脆弱。Clark和Khademi[30]将颈周牙本质定义为"牙槽嵴附近的牙本质"。这一关键区域大致位于牙槽嵴顶冠方4mm至根方4mm，可将咬合负载传递至牙根。他们认为，任何人造材料都无法替代颈周牙本质这一关键部位丧失的牙体组织。

随着旋转镍钛锉的普及，厂家迅速推出了一些适用于冠部预敞的新型镍钛器械。变锥度（非国际标准化体系）超弹性合金器械的出现，以及S形横断面设计（提高了切削能力），为冠部预敞技术开辟了新思路。然而，一些专门用于冠部预敞的器械，例如ProFile（Dentsply Tulsa Dental；Tulsa，OK，United States）或Vortex开口锉（Dentsply Tulsa Dental），实际上并没有在临床上得到推广，也没有成为冠部预敞的原型器械。

往复式镍钛系统于2010年末进入市场，带来了一种新型冠部预敞技术，这是由于锥度递减的往复式单支镍钛锉能将主根管扩大到可接受的最小锥度，能获得更加保守的冠部预敞效果。

往复式单支锉在完成冠部预敞的同时，也能疏通根管。使用往复式单支锉直接进行冠部预敞具有以下4个优点：

1. 往复式单支锉的锥度递减设计可以更保守地进行冠部预备。

2. 操作步骤简化、使用的器械更少，因此操作流程得以优化。

3. 学习曲线更短。

4. 往复运动模式提高了安全性。

因此，使用锥度递减的往复式单支锉进行冠部预敞，既符合机械成形的最新理念，又兼顾牙齿组织的保存，是一种有效的技术方法。

4.3.1　危险区的重要性

在薄弱的牙本质壁上过度预备根管会导致机械性损伤，进而严重影响根管治疗的效果[31]。这种机械性损伤主要表现为牙根中段穿孔或牙本质过度丧失，常见于下颌磨牙近中牙根的远中区域。鉴于此，Abou-Rass等[32]在20世纪80年代初引入了"危险区（DZ）"的概念。事实上，这是经验丰富的医生早已熟知的解剖结构：下颌磨牙的近中根管在牙根中的位置并不完全居中，并且近中根管与根分叉之间的远中区域相对薄弱，即所谓的DZ，更容易发生带状穿孔。另外，近中根管的近中壁具有较厚的牙本质，常被称为安全区，根管机械预备过程中这一区域去除的牙本质量相对较少。

简而言之，Abou-Rass等[32]指出了在根管成形过程中该解剖区域的重要性。如今，对于危险区的关注点已转移到对颈周牙本质的保护上，因为这种过于薄弱的牙根，降低了牙齿整体的抗折性。在讨论根管机械预备的锥度时，我们将进一步讨论该主题。

4.4　镍钛器械根管预备的相关进展

4.4.1　镍钛合金

自从镍钛合金应用于根管机械预备，根管治疗水平上升到了一个全新的高度，并且从理念、临床操作以及经济等方面发生了彻底的改变。镍钛合金将器械的几何结构与根管的主要解剖特征（比如弯曲度和曲率半径）相关联。机械成形后的根管更加居中，可以更精确地适应根管解剖结构并进行适当的修整[33-34]（图4.2）。此外，

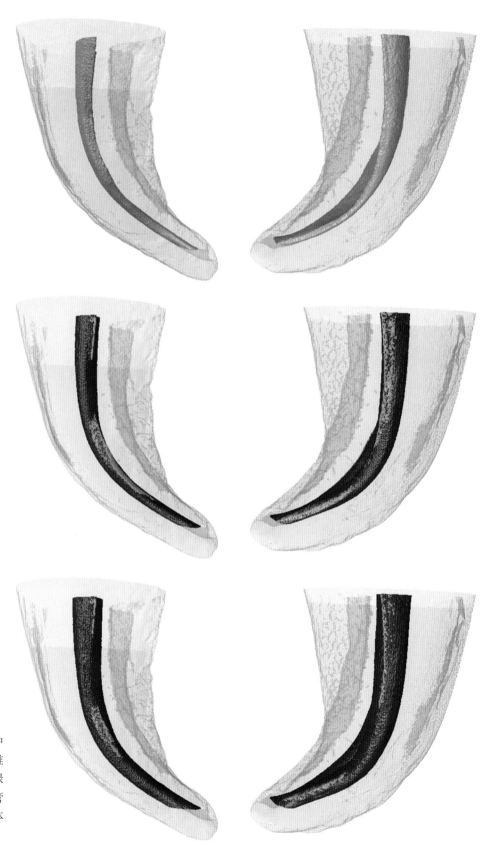

图4.2　下颌磨牙弯曲的近中根在根管预备前后进行三维重建。将机械预备之前（绿色）和之后（红色）的根管重叠后可以观察到根管整体形状的变化。

镍钛合金的机械性能与物理特性可缩短医生的学习周期，使其在更短的时间内安全地完成根管机械预备[35-36]。

镍钛合金由William Buehler于1960年在美国研发，最初被命名为NiTiNOL，是镍（Ni）、钛（Ti）和海军军械实验室（NOL）的缩写[37]。在牙科领域，由于镍钛合金具有较低的弹性模量、形状记忆效应和绝佳的柔韧性，Andreasen和Morrow[38]最早将其应用于正畸治疗中。1975年，Civjan等[39]发表了一篇文章，建议将这种新型合金应用于不同的牙科专业中，包括牙髓病学。他们认为，由于镍钛合金的弹性模量较低，与传统的手用不锈钢器械相比，镍钛合金器械可提高弯曲根管的机械预备效率，降低医源性风险。用正畸镍钛金属丝制成的第一批实验性根管器械，其柔韧性较不锈钢制成的同类器械提高了2~3倍，并且具有出色的抗扭转特性[40]。

用于制造牙髓治疗器械的镍钛合金具有近乎同等比例的镍和钛[40]。镍钛合金包含奥氏体相、马氏体相和R相3种微观结构相，这些晶相的数量决定了镍钛合金的整体机械性能[41]。奥氏体相向马氏体相的转变（经典马氏体相转变）是镍钛合金改变其原子排列所致。其晶体微观结构的改变和相变特性会直接影响其机械性能。马氏体相是镍钛合金的一种低温晶相，相对较软且易延展，易于变形，具有形态记忆性（SME）[41-42]。与之相反，奥氏体相是镍钛合金的一种高温晶相，相对坚硬，具有出色的超弹性（SE）[41-43]。镍钛合金的晶相组成取决于相变温度以及合金是否冷却或加热到该温度（图4.3）。如果温度高于奥氏体相终止温度（Af），镍钛合金则处于奥氏体相。如果温度低于马氏体相终止温度（Mf），镍钛合金则处于马氏体相[41-43]。

用于制造根管器械的镍钛合金的主要特性是SME和SE[43-45]。SME的特点是，器械在低于马氏体相终止温度（Mf）发生相对较大的形变后，通过加热至奥氏体相终止温度（Af）来恢复其原始形

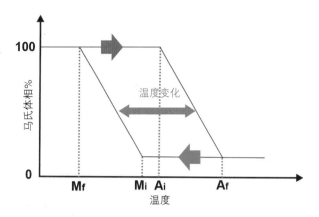

图4.3 镍钛合金的温度迟滞图。Mi：马氏体相起始温度；Mf：马氏体相终止温度；Ai：奥氏体相起始温度；Af：奥氏体相终止温度。

状与尺寸（图4.4和图4.5）。换言之，SME是镍钛合金在高于马氏体相到奥氏体相的相变温度时恢复其原始形状的能力。而SE的特点是，即使合金在承受较大应变后，只要去除外力而无须加热就能恢复其原始形状（图4.6）。施加力量使器械弯曲，待力量撤除后即恢复其原始形状[44,46]。

在过去的几年中，厂家一直在对镍钛合金进行各种处理，旨在改善镍钛器械的临床性能。最常用的处理包括电抛光和热处理。电抛光是使用外部电流在电解质溶液中从金属零件上电解去除成分的过程。在此过程中，去除表面非常薄的一层材料，从而降低金属表面的微粗糙面。镍钛器械的电抛光除了提升其金属表面的光洁度外，还能使其更加坚固[47-49]。

此外，镍钛合金热处理技术也包括改变器械晶体组成，这意味着处于奥氏体相和马氏体相之间某阶段的合金，在临床条件含有大量稳定的马氏体相[50]。这类热处理的产物有M丝（Dentsply Tulsa Dental）、R相（SybronEndo，Orange，USA）、CM丝（DS Dental，Johnson Sity，USA）、EDM（Coltene/Whaledent AG，Altstatten，Switzerland）、金色和蓝色表面处理（Dentsply Tulsa Dental）、T丝（MicroMega，Besancon，France）和MaxWire（FKG Dentaire，La Chaux-de-

图4.4 （a）原始形状的镍钛合金丝。（b）变形的镍钛合金丝。（c）镍钛合金丝在加热至高于马氏体相向奥氏体相转变温度的条件下恢复至原始形状。

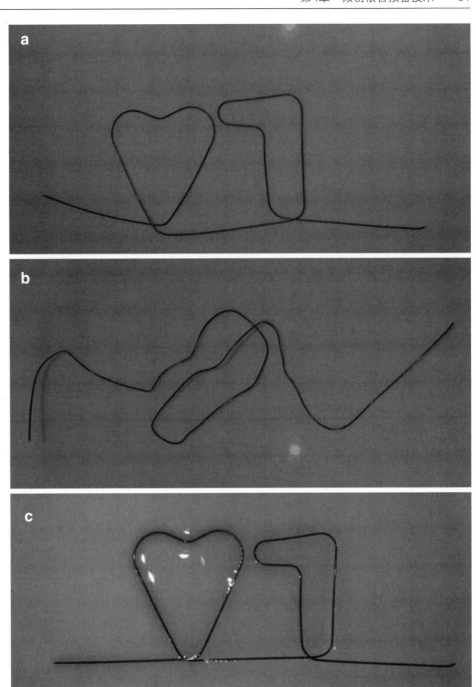

Fonds，Switzerland）等。M丝和R相器械处于奥氏体相，而CM丝、金色和蓝色表面处理器械则由大量的马氏体相组成。MaxWire在室温下处于马氏体相，在根管内即转变为奥氏体相。

　　在实用性方面，热处理镍钛合金机械与传统的镍钛合金相比，具有更强的抗疲劳性和柔韧性[51-57]。众所周知，相较于奥氏体合金，马氏体合金的柔韧性更佳[42,56]。马氏体器械出色的柔韧

性体现在极度弯曲根管的预备中（图4.7）。热处理的另一个优点是这些器械可以更好地遵循根管解剖结构，取得更高的根管预备质量[15,58-60]。Bürklein等的最新研究[61]显示，M丝器械及其相应的金色和蓝色锉都能很好地保持原始的根管弯曲度，这些器械之间没有明显的差异并且没有发生折裂。这表明M丝器械的柔韧性已足以保持牙根弯曲度，但对于更复杂的根管，弹性更高的金

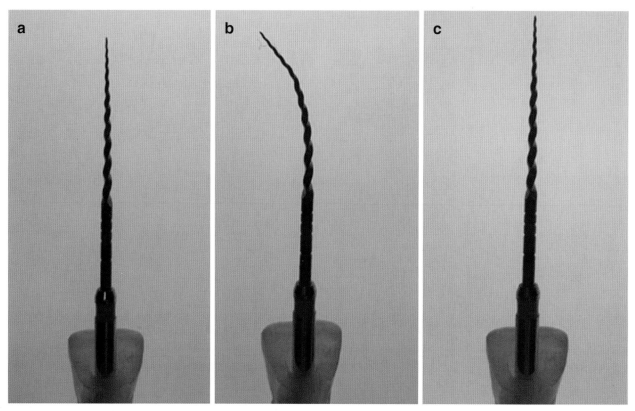

图4.5 （a）马氏体相镍钛器械的原始形状。（b）变形的镍钛器械。（c）镍钛器械在加热至高于马氏体相向奥氏体相转变温度后恢复至原始形状。

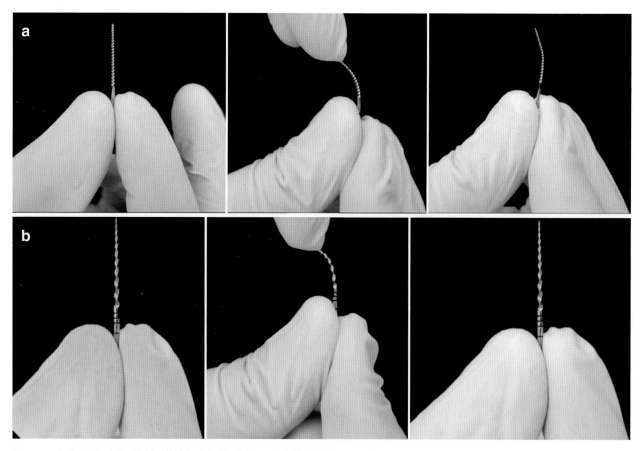

图4.6 （a）施力后的不锈钢器械发生塑性形变。（b）镍钛器械在去除外力后即恢复其原始形状。

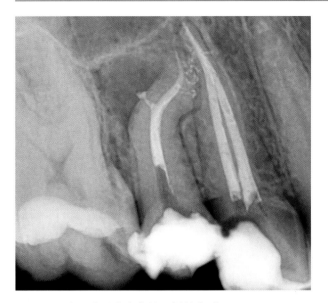

图4.7 具有两个重度弯曲的上颌前磨牙。

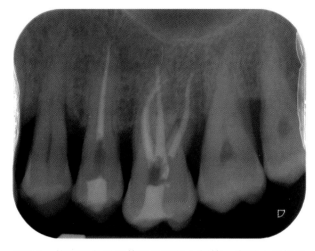

图4.8 使用蓝色马氏体锉处理的上颌第一磨牙，很好地遵循了根管原始解剖结构。

色和蓝色锉可能会更好地遵循根管解剖结构。金色和蓝色锉在根管冠部和根尖部的居中能力也更佳，且偏移量最低[61]，从微创角度来说，这是一个很明显的优势（图4.8）。马氏体锉的可预弯性使其在一些疑难病例中更容易操作。对于张口度较小的患者，马氏体锉可提前预弯再进入，这样开髓洞形可以更保守，而且无须进行早期的冠部预敞和建立直线通路。此外，对于疑难病例，预弯马氏体锉可以处理台阶或复杂的根尖解剖结构（比如陡弯）。

然而，热处理镍钛合金器械也存在一些局限性。马氏体器械的主要局限性在于马氏体相的相变温度低，使其变形所需的能量更少。这意味着这些器械可能会更频繁地发生塑性形变和解螺旋（图4.9）。经过热处理的马氏体器械抗扭转折断性能更佳，但发生变形和断裂所需的力也更

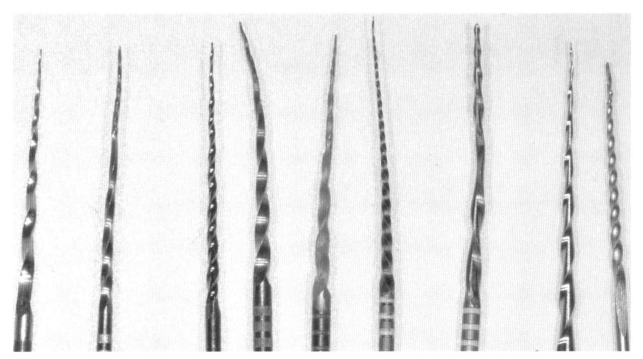

图4.9 几种不同品牌的镍钛锉发生形变后的照片。

小[57,62-63]。这些锉在根管内受到很小的力即可发生形变；即使变形，它们也不会立刻断裂。马氏体锉非常柔软，因此很适合预备重度弯曲根管；然而，非常柔软的器械的切割能力也会较差。因此，这类器械可能很难在非常细窄的根管中前进，会增加变形的风险。与之相反，奥氏体器械在断裂时显示出高扭矩值，这种锉可能更适用于较直或轻度弯曲的狭窄根管的成形。医生在选择恰当的根管预备器械时需要均衡其机械性能、柔韧性以及抗扭转性。

4.4.2　根管机械预备的动力学

除了金属材料方面的改进以外，创新的运动模式也随之发展，以改善传统连续旋转技术的不足。往复系统目前已成为连续旋转系统可靠且可行的替代方案[64]。实际上，自20世纪60年代以来，往复运动这一概念早已在不锈钢器械根管预备中得到应用[65-74]。往复运动的"第一种模式"是基于对称的摆动，前进的切削角度与后退的回复角度相同（即顺时针旋转30°，然后逆时针旋转30°，或者顺时针旋转45°，再逆时针旋转45°）。这种运动方式主要用于不锈钢器械做机械探查。2008年，Yared提出使用ProTaper的F2器械做往复运动（Dentsply Maillefer, Baillagueis, Switzerland）[75]来取代常规的连续旋转模式。往复运动的"第二种模式"是非对称的往复运动，其前进的角度大于后退的角度。连续进行此运动模式会产生一个正向角，因此器械可以保持"旋转效应"，继而自然地向根尖前进。

非对称往复运动可以表现为多种不同类型的角度组合（比如60°-40°、108°-72°或150°-30°），通过正向运动（切削动作，器械在根管中行进，接触并切削牙本质）和反向运动（释放器械，即刻脱离接触以释放扭力）[64]来缓解器械整体的压力。与连续旋转相比，这种新型运动模式延长了镍钛器械的使用寿命[36,76-77]，并且

器械做往复运动时行进的角距离更短，应力值更低，从而延长了器械的疲劳寿命[36,76-77]。Reciproc（VDW）、Reciproc Blue（VDW）、WaveOne（Dentsply Maillefer）和WaveOne Gold（Dentsply Maillefer）是市面上采用不对称往复运动模式进行根管预备的几种代表性器械。

使用往复系统代替连续旋转系统有几个优点。变锥度的往复式单支锉能将根管扩大到可接受的最小锥度，这实际上是得益于技术流程的简化以及总体学习曲线的缩短。从成本效益的角度来看，使用一次性单支锉也比传统的旋转多支锉系统更具优势。

此外，大量证据表明，往复式预备模式比连续旋转模式更安全[36,76-79]。研究表明，往复运动器械分离的发生率更低（0.13%~0.26%）。因此，往复运动被认为是一种更安全的运动模式[80-82]。值得注意的是，往复运动系统在临床中用于成形根管时，较连续旋转系统更加安全，这与其抗疲劳性能的提升直接相关。实际上，往复运动在降低器械扭转折断发生率的同时，也提高了器械的抗循环疲劳能力，从而延长了器械的使用寿命[36,76-78]。这是一个意料之外却又令人欣喜的"副作用"。当器械的尖端卡在根管中，而上段柄部继续旋转时，就会产生扭转疲劳。如果超过金属的弹性极限，器械会发生塑性形变；如果负载足够高，则会发生折断。当器械进行往复运动时，其扭转应力降低，这是因为器械在切削运动中与牙本质接触，随后相反的运动使器械立即脱离接触。此外，往复运动器械预备弯曲根管比连续旋转器械的使用寿命更长[77]。器械在正向和反向运动过程中镍钛分子结构可能会发生重新排列。反向运动往往会减少金属中初始裂纹的扩展，从而降低循环疲劳导致器械断裂的可能性[77]。根管弯曲度越大，器械循环疲劳断裂的风险就越高，但是往复器械可安全地用于预备大多数弯曲根管。由于往复运动会延长器械的使用寿命[36,76-78]，因此与连续旋转运动器械相比，可以更安全地预备更多根管。

往复运动与连续旋转运动相比具有相同甚至更高的切削效率。起初，人们担心往复运动会降低器械的切削能力，因为从切削效率的角度看，连续旋转一直以来都被认为是最佳的运动模式。然而研究表明，同一支锉在连续旋转和往复运动两种模式下的切割能力相同[83-84]。

而且，往复运动模式下器械机械预备的质量甚至更高。同一支锉使用往复运动模式比连续旋转模式的成形能力更佳。近期一项研究表明，与旋转运动器械相比，往复运动器械在根管中的定心能力更佳[85]。尤其对于大号器械，往复运动模式使其成形的能力提高，使根管偏移减少[86]。小号锉不会产生太大问题，因为它们足够柔软，无论是连续旋转运动还是往复运动，都不会导致明显的根管偏移。对于单支锉技术，产生这些结果的主要原因是单支锉的尺寸通常比根管大。因

此至少可以接触到两个相对的根管壁（内壁和外壁），并将其均匀切割。它类似于Roane等提出的经典"平衡力"技术[87]，大号器械预备弯曲根管时运用该技术可减少根管偏移。

对于往复式根管预备模式，目前学界主要持有两种批判性观点：①与常规的多支锉旋转系统相比，单支锉系统更容易导致牙本质微裂纹的产生或使其加重，并且破坏牙本质；②碎屑堆积并推出根尖孔。

有观点认为，往复式根管预备模式会产生牙本质缺损。这是因为使用大锥度往复式单支锉可在短时间内切削大量牙本质，比传统的渐进式和牙本质切削速度较慢的旋转式根管预备模式更具破坏性。然而，这一结论仅仅是通过使用光学显微镜对牙根切片直接进行观察得出的[88-94]（图4.10）。该研究方法存在明显的缺点：实验操作过

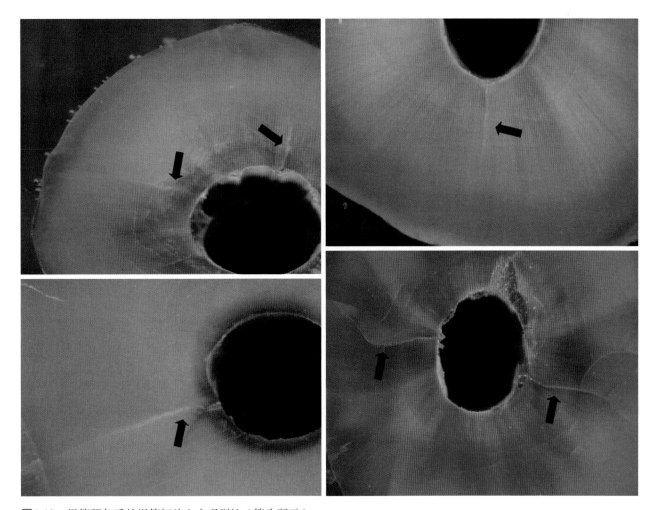

图4.10 根管预备后的根管切片上出现裂纹（箭头所示）。

程中会损害牙本质。尽管对照组使用的未经预备的牙齿没有检测到牙本质缺损，似乎验证了这一结论，但这种对照设计并未考虑到以下3种因素的相互作用对牙本质造成的潜在损害[95]：

1. 机械预备。

2. 次氯酸钠冲洗造成的化学侵蚀。

3. 切片制备过程。

随着时间的推移，事实证明，micro-CT是研究微裂纹的正确方法。De Deus等[95]使用micro-CT对根管预备前后的牙本质裂纹进行分析，结果显示，牙本质微裂纹的发展与不同的根管预备模式（连续旋转或往复运动系统）之间并不存在明显的因果关系（图4.11）。来自世界各地的多个团队使用相同的研究方法证实了这一结论[96-100]。此外，近期一项研究使用micro-CT研究头颅模型，结果显示micro-CT横断面图像中观察到的所谓牙本质微裂纹实际上是拔牙过程中或离体牙存储过

程中产生的现象[101]（图4.12）。因此，牙本质微裂纹并非真正的临床并发症，无须过度关注。

往复系统在全球范围的流行带来了另一个潜在的弊端：使用单支锉对根管进行机械预备可在短时间内切削大量牙本质，容易将更多的碎屑、冲洗液、残髓组织、细菌及其副产物推出根尖孔。这种假设基于一种临床印象，即往复运动是一种整体上强而有力的运动模式，可能会扮演机械活塞的角色，从而将碎屑和冲洗液推出根尖孔。然而，至少在某种程度上，这一假设并没有可靠的依据。往复运动试图模拟平衡力根管预备技术的动力学，然而众所周知，后者是一种无压力的运动模式，推出根尖孔的材料数量较少[102]。

之所以会出现以上问题，是因为往复式器械的排屑槽设计为单方向清除碎屑。然而在连续旋转器械的运动模式中，器械向前运动会持续地向冠方排出牙本质碎屑，这可能是旋转锉排屑优势

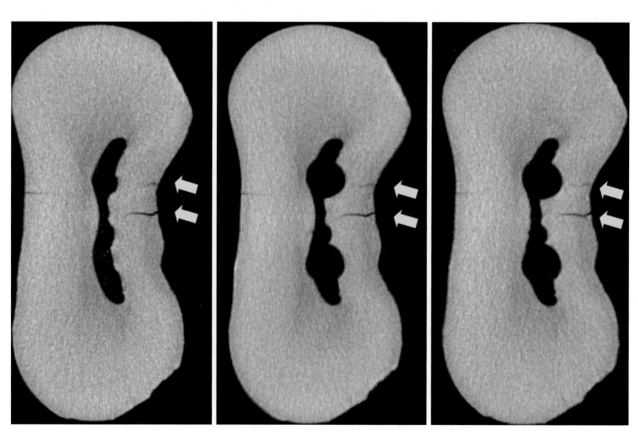

图4.11　下颌磨牙近中根的micro-CT横断面图像，显示根管预备前后存在的裂纹（箭头所示）。

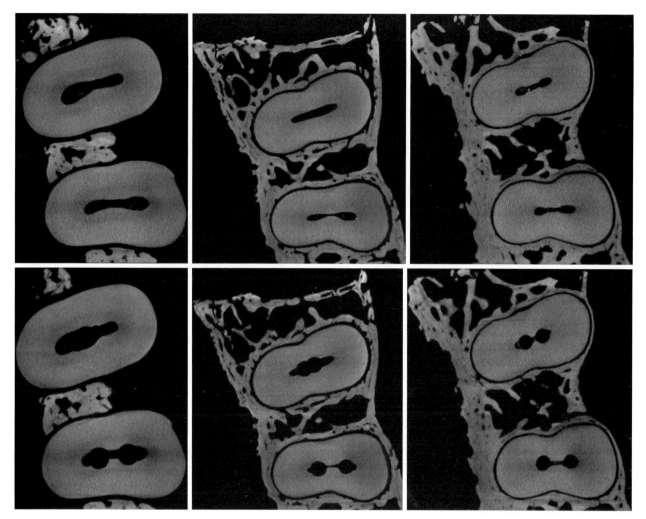

图4.12 上颌前磨牙根管预备前后的冠部、中部和根尖1/3的micro-CT横断面图像。

的潜在原因。从理论上讲，在往复运动模式中器械后退会将碎屑挤压到不规则的根管间隙中，并将其推出根尖孔。相反的观点认为，更多的操作步骤往往会推出更多的碎屑和冲洗液。这表明在根管成形结束时，传统的旋转多支锉比往复单支锉产生更多碎屑。

近年来，一些研究试图阐明这一主题[102-111]，然而目前并未得出定论。近期一项文献系统回顾研究[59]认为，不同运动模式对牙本质碎屑的堆积和挤压没有影响。因此，没有确凿的证据表明往复运动会将更多碎屑推出根尖孔，即使这种运动模式更倾向于将碎屑推向根尖。一些体内研究[103,112]通过测量人牙周膜释放的物质，以及分析不同根管预备技术产生的炎症过程，来评估碎屑超出根尖孔可能产生的影响。最初的研究结果显示，与WaveOne和Reciproc往复式根管预备技术相比，手用器械预备根管会产生更严重的炎症反应。此外，与Reciproc相比，WaveOne的炎症反应更明显，这可能是由这些器械的设计差异所致。WaveOne和Reciproc的运动模式完全相同，然而WaveOne的三角形截面设计清除碎屑的效果可能较差，因为其较大的金属核心使切削刃的深度降低，从而减少冠方碎屑排溢的空间[103]。第二项研究比较了使用Reciproc Blue、WaveOne Gold、XP-endo Shaper和手用锉进行根管预备后，健康人前磨牙牙周膜中P物质和降钙素基因相关肽的表达，结果发现往复锉与XP-endo Shaper、手用锉相比，根管预备后牙周膜释放的神经肽更少[112]。另外两项体内研究表明，旋转器械和往复器械对初次根管治疗患者的生活质量产生相似的影响[113]，而在再治疗中，往复器械的术后疼痛值更低[114]。

一般而言，往复运动系统几种相关因素之间的相互作用，比如器械设计、材料革新、更少的锉针、较高的牙本质切削性能和往复运动模式，有助于在临床上改善根尖排屑情况[59]。最后很重要的一点是，对于术后疼痛的随访研究进一步表明，根尖推出的碎屑量得到了很好的控制，并且在临床可接受范围内。

综合以上优点，往复运动系统具有出色的成形能力及较低的器械折断概率，与连续旋转器械相比几乎没有缺点。因此，往复运动本身是目前最微创的一种镍钛根管预备模式。

4.5　根尖预备尺寸的确定与根管成形的局限性

根管系统内的微生物是影响根管治疗结果的主要决定因素[115-117]。因此，控制细菌数量是根管治疗的首要目标[118-119]。根管清理和消毒旨在减少根管内细菌的数量，并去除可能成为细菌再感染基质的牙髓组织[120-121]。然而，根管系统解剖极其复杂[122-123]，存在一些器械难以进入的区域（比如峡区、不规则区域、根管侧支和副根管），以及牙根弯曲、融合，甚至一些异常发育情况（比如牙内陷）。这些解剖障碍都可能严重影响临床操作[124]。

根尖区是根管清理和消毒最关键的区域。确定工作长度这一步骤虽然是由医生掌控的，但是难以精确进行。Grove认为[125]，理想的工作长度是在牙骨质-牙本质交界处存在着根尖止点。根尖止点是最接近软组织区域的硬组织标志，与牙髓组织向牙周组织的转变相对应。然而，这一解剖标志存在很多变异情况[126]。目前，解剖学上的根尖

止点，即根尖狭窄，被视为根管预备和充填的止点[127]。自20世纪下半叶以来，一些有关根尖解剖的组织学研究认为[128]，解剖学根尖、生理性根尖孔以及根尖狭窄是不同的解剖标志，其位置也并不相同。此外，位于牙骨质-牙本质交界附近的根尖狭窄，与生理性根尖孔中心的平均距离约为0.524mm[128]。解剖学根尖孔与根尖狭窄间的距离范围是0.07~2.69mm，平均距离约为0.89mm[129]。然而，近期一些micro-CT研究表明，以上差异甚至可能更大[130]，并且根尖狭窄还具有多种不同的解剖结构。

由于以上解剖变异的存在，医生不仅要了解根尖狭窄与解剖学根尖之间的距离，还要理解不同的根尖解剖形态。在临床实践中，根尖狭窄的精确定位极其困难。目前，使用电子根尖定位仪来确定工作长度的方法优于传统的X线法[131-132]。实际上，联合使用电子根尖定位仪和X线法来确定根尖止点是最可靠的方法[132]。在20世纪60年代，Ingle[133]提出将根尖狭窄作为根管预备的止点，目前根尖狭窄已成为牙髓病学领域的经典概念之一。由于根尖狭窄的位置与X线片上解剖学根尖的位置并不一致，因此Ingle建议工作长度应该比X线片上的解剖学根尖短0.5~1.0mm。此外，将解剖学根尖作为根管成形和充填的止点很容易造成过度预备和超充。Ricucci和Langeland[127]对根管治疗后牙齿的根尖周组织进行组织学评估，结果发现无论牙齿有哪一种牙髓疾病，当根管预备和充填的止点限制在根尖狭窄水平或略短于根尖狭窄时，患牙的组织学更好。然而，无论患牙术前症状如何，当根管超充时，总会在根尖周组织中观察到炎症反应。

以下两个问题可能与根管预备的根尖止点相关：复杂的根尖解剖结构本身，以及藏匿于复杂根尖解剖结构中的生物膜。可能导致根管治疗效果不佳。可以通过完善的机械化学预备，最大限度地减少感染对治疗效果的影响。尽管选择根尖狭窄作为根管预备的止点可能更容易被医生和研

究者接受，但是根尖预备的理想尺寸仍然存在争议。根据根尖狭窄的原始尺寸[128]，有学者推荐将根尖预备至0.25～0.35mm[133-135]。然而，由于根管内存在大量器械无法接触的区域，因此以上推荐的根尖预备尺寸仍然受到质疑[136]。Weiger等[137]对上颌磨牙和下颌磨牙的212个根管进行评估，以确定最佳的根尖预备号数。他们认为，将上颌磨牙腭侧根管和下颌磨牙远中根管的根尖扩大至超过原始直径0.40mm以上，可使78%的根管根尖区得到完善的预备；将上颌磨牙的颊侧根管和下颌磨牙的近中根管扩大至超过原始直径0.30mm以上，可使72%的根管根尖区得到有效的预备；此外，当根尖预备尺寸超过原始根尖直径0.60mm时，可使98%的根管根尖区在整个周长上得到彻底的预备，这意味着主尖锉要比初尖锉大6～8个号。作者强调，根尖预备的尺寸应比常规推荐的号数大一些。然而医生需要注意，这样可能导致更多的医源性失误，比如根尖拉开、台阶或穿孔。尽管使用镍钛器械预备根管，以上这些风险相对较少[138]，但仍无法避免，特别是在过度预备的情况下，这与根管预备器械的运动模式无关[139]。

根尖区的机械成形具有重要的临床意义，然而有效的感染控制似乎是触发根尖周愈合并影响治疗结果的重要条件。因此，一些学者认为应通过扩大根尖来减少细菌总量。Mickel等[140]将粪肠球菌接种到100颗单根牙中，然后分别将根尖预备至比初尖锉大1个、2个、3个号。研究结果发现，根尖预备号数较大的样本细菌培养阴性的比例较高。Rodrigues等[141]分别使用旋转镍钛系统的第一支和第三支器械进行根尖预备，然后使用盐水或次氯酸钠溶液冲洗根管。经第三支器械预备后的根尖细菌数量显著降低，而与所使用的冲洗液类型无关（尽管次氯酸钠溶液的冲洗效果略优于盐水）。基于以上研究，将根尖预备至较大的号数似乎能提高感染控制效果。

医生在特定的临床病例中选择根尖预备号数时，还应考虑其他因素，比如玷污层的去除、器械的排屑能力以及术后疼痛。在一项扫描电镜研究中，Plotino等分别使用锥度为0.04、0.06，号数为20、25的器械预备根管，然后观察根尖区的碎屑和玷污层。研究结果表明，根尖区的清洁程度与根管预备的锥度无关，大号器械在去除玷污层方面表现更佳[142]。至于碎屑和细菌被推出根尖孔这一问题，一项体外研究发现，与大锥度单一长度预备技术相比，使用小锥度镍钛器械按照根向预备技术预备根管，推出的碎屑量更少[143]。一项评估根管治疗术后疼痛的临床随机对照试验表明，在根管预备过程中使用小号锉超出根尖孔，保持根尖通畅的操作不会影响术后疼痛程度[144]，然而也有研究认为，扩大根尖孔会加重术后疼痛[145-146]。在根管预备过程中保持根尖通畅这一操作目前还存在争议。一些组织学研究发现，在保持根尖通畅的操作过程中，当小号锉超出根尖孔时，会诱发急性炎症反应[126-127]。还有研究认为[17]，感染碎屑可能被推出根尖孔。然而也有学者支持这一操作，认为保持根尖通畅可以减少根尖区残余的软组织[147]，在根尖1/3可取得更好的冲洗效果[148]，并且有助于清除根尖孔周围的细菌[149]。此外，保持根尖通畅还可以降低根管偏移、台阶形成、根尖穿孔或工作长度丢失等医源性失误的发生率[147,150]。

根尖预备号数的选择取决于多种因素，然而体外研究结论难以外推至临床实践，因此有必要通过临床研究来评估所有这些因素对根管治疗效果的影响。一项观察期长达5年的研究认为[151]，根尖预备号数20~40的患牙与根尖预备号数45~100的患牙预后完全相同。另一项回顾性研究认为，不同的根尖预备号数不会显著影响根管治疗的成功率，尽管随着根尖预备号数的增大，根管治疗的成功率略微降低[152]。一项临床随机对照试验[153]纳入167例牙髓坏死病例，将这些病例分成5组，分别将根尖扩大到比初尖锉大2个、3个、4个、5个、6个号，根管治疗后随访超过12个月。该研究发现，将根尖扩大到比初尖锉大3个号足以取得满意的治疗效果，进一步扩大根尖并没有改善疗效。

根尖预备号数似乎与根管治疗的预后相关，医生需要在根尖大号预备与小号微创预备两者不同的优势中寻求平衡。我们提出了一种临床上判断不同情况下根尖预备号数的"目测法"[154]。该方法主要是根据残留在根管锉尖端的牙本质碎屑类型，从临床角度进行评估，从而决定根尖预备号数。根据根管锉切削的牙本质碎屑特征，可能会出现以下几种临床情况：

1. 器械的尖端上存在残髓或"粉色/红色"牙本质碎屑（活髓病例）。如果工作长度正确，那么应考虑根尖预备号数不足，仍存在残髓。

2. 器械尖端3~4mm的锉槽内存在少量的牙本质碎屑。此时，根尖预备号数不足，无法充分切削根尖1/3的牙本质壁。

3. 器械尖端存在"黄色/棕色"牙本质碎屑（死髓病例）。即便该器械已在根尖1/3切削到整个周长上的牙本质壁，但根尖仍残留感染牙本质，需要进一步进行扩大。

4. 器械尖端1~2mm的锉槽内存在白色的清洁牙本质。该器械已切削到根尖1/3健康牙本质，但可能并没有切削到牙本质壁的整个周长。

5. 器械尖端3~4mm的锉槽内存在白色的清洁牙本质。该器械在根尖1/3已切削到牙本质壁的整个周长，此时根尖已预备至恰当号数。对器械尖端残留的不同类型的牙本质进行微生物学分析，结果显示与上述"棕黄色"牙本质相比，最后一种类型的牙本质中细菌数量更少（以上结果来自Plotino和Grande尚未发表的一项研究）。

此外，在一项micro-CT研究中，De-Deus等使用往复系统或连续旋转系统将根管分别预备至#25或#40，然后评估微裂纹的形成情况。该研究发现，无论将根管预备至#25还是#40，均没有形成新的裂纹[95]。因此，从微生物学和生物力学的角度来看，根尖微创预备并不会取得更好的治疗效果。

4.6 根管预备锥度

根管机械预备的主要目标不仅是去除根管中的坏死组织，还要制备足够的空间来确保有效的根管冲洗、封药，从而控制根管感染[155-156]。此外，还需便于根管充填、保持根尖解剖结构的完整性、避免发生医源性失误。再者，还应避免破坏根尖周组织（包括牙槽骨和牙周膜）、保存健康牙本质，从而确保良好的预后[150]。为实现以上目标，Schilder[157]提出了理想根管预备的5个成形目标和4个生物学目标。他认为成形后的根管从根尖到冠部呈现具有连续锥度的漏斗状，根管的横断面直径朝根尖方向逐渐变窄。成形后的根管应保持原有形态，根尖孔位置应保持不变，并且根尖孔直径应尽可能小。至于根管机械预备的生物学目标，Schilder认为根管预备应局限于根管系统内，不能将坏死组织及牙本质碎屑暴力推出根尖孔，应清除根管系统内所有的感染物，并且为根管消毒制备充足的空间[157]。尽管根管内感染主要通过冲洗来控制，但机械预备本身会显著降低细菌数量。Byström和Sundqvist的一项经典研究[158]证实，牙髓坏死伴根尖周炎的患牙经过根管机械预备和生理盐水冲洗后，细菌数量可减少100~1000倍。尽管细菌数量减少的幅度很大，但在术后第一次复诊时，所有牙齿的根管中均存在细菌。在第五次复诊时，15颗牙齿中只有7颗牙齿的根管内未检测到细菌。Orstavik等[159]对23颗牙齿的根管进行机械预备，并使用生理盐水冲洗，结果显示只有13颗牙齿的根管中未检测到细菌。以上两项研究认为，尽管根管机械预备后细菌数量明显降低，但是不足以使细菌总量降低至理想水平。Siqueira等[160]在一项体外研究中评估了不同根管治疗方案的感染控制效果。在根管内接种粪肠球菌后，通过机械预备和4种根管冲洗方案来进行根管清理和消毒。在4个实验组中，细菌数量减少60.3%（2.5%次氯酸钠溶液）至78.4%（2.5%次氯酸钠溶液和柠檬酸）。对照组在生理盐水辅助冲洗的情况下，细菌平均减少38.3%。该研究显示，与生理盐水组相比，实验组中微生物数量显著减少。因此，机械预备与根管冲洗相结合是确保根管有效消毒的一种最可靠方法。

从理论上讲，使用大锥度器械可更有效地清理锥度较小的根管。然而，由于根管系统解剖极其复杂，存在根管鳍部、不规则表面、峡区、横向交通支或椭圆形结构，因此大锥度器械和小锥度器械可取得相似的根管清洁效果[142,161-163]。

micro-CT研究发现，机械预备后器械未触及的根管壁高达40%~55%[11,164]。微创治疗的目的是通过使用辅助清理方法来减少器械未触及的根管区域，而不是一味地增大器械锥度，从而避免大量去除根管中上段的健康牙本质，保持牙根的抗折能力[10]。近期一项研究显示，即使使用小号器械将根管预备至#20/0.04，配合使用现代根管冲洗技术也可以确保根管中上段达到最佳的清洁效果[142]。然而必须强调的是，为使根尖1/3也获得满意的清洁效果，仍需增加根尖预备号数[59]。

因此，在确保足够的根尖预备号数的同时，使用锥度递减或者设置最大冠部直径的根管锉进行机械预备，似乎最符合现代牙髓治疗理念：在实现根管清理的生物学目标的前提下，通过微创治疗手段尽可能保存健康牙体组织。

4.7　结论

微创牙髓治疗技术仍处于起步阶段，今后能否成为一种标准化治疗方法，有赖于更坚实的循证依据和技术进步。

目前微创牙髓治疗的相关争议主要围绕着如何寻求清创与保存的最佳平衡。换言之，在根管治疗中医生如何确定最佳的根管预备尺寸。尽管微创根管治疗（从牙冠到根尖）有利于保存颈周牙本质、延长牙齿使用寿命，但可能会影响根管系统的彻底清理、消毒和充填，进而影响感染病例的愈合过程。另外，冠部过度预敞和根管过度预备虽然可以使根管消毒、清理（尤其是对于大部分细菌生物膜所在的根管冠部和中部）和充填更加便捷、有效，但去除大量牙体组织会削弱牙根的抗折性。

微创牙髓治疗技术及相关器械将经受更多的科学检验。与此同时，必须以审慎的态度对待微创牙髓治疗技术，因为常识性逻辑会让我们想当然地认为"忍者开髓洞形"或"不预备根管"等单纯技术层面的操作就可以提高牙齿的长期存留率。

微创牙髓治疗包含一系列技术敏感性极高、很大程度上依赖于术者技能与经验的临床操作。牙科手术显微镜作为现代牙髓治疗的基石，在微创治疗技术的临床实践中也发挥着非常积极的作用。此外，还需要考虑微创牙髓治疗技术的教育成本，其中的关键是科学地评估和定义操作流程，这对于提高牙齿长期存留率意义重大。

第5章 微创根管预备中的清理和消毒

**Root Canal Debridement
and Disinfection in Minimally
Invasive Preparation**

Ronald Ordinola-Zapata, Joseph T. Crepps,
Prasanna Neelakantan

目录

5.1 引言

近几十年来，彻底的机械和化学清理已逐渐成为根管预备的目标。为了获得更好的操作视野，并且使器械尽可能地循直线方向进入根尖1/3，术者往往选择制备髓腔便利形。然而，随着牙科手术显微镜、锥形束CT和热处理镍钛器械的普及，根管预备已经被重新定义。牙科手术显微镜的使用避免了开髓过程中去除过多颈周牙本质。在超弹性镍钛器械的辅助下，医生可以不通过制备直线通路来进行弯曲根管成形。尽管以上器械、设备在临床上都具有显著优势，但是其中一些优势仍有待进一步研究证实。本章旨在介绍微创根管预备过程中与根管冲洗相关的最新研究进展，并探讨在改善根管治疗预后方面所面临的挑战。

5.2 根管系统的化学清理

根管机械化学预备的目的是去除坏死牙髓、微生物及其产物，并为随后的根管充填制备适当的空间[1-2]。根管中生物膜的理想去除方法是使用根管预备器械切削并去除感染牙本质。然而，由于根管系统复杂的解剖结构，根管预备器械难以

R. Ordinola-Zapata (✉) · J. T. Crepps
Division of Endodontics, University of Minnesota
School of Dentistry, Minneapolis, MN, USA
e-mail: crepp003@umn.edu

P. Neelakantan
Division of Restorative Dental Sciences,
Faculty of Dentistry, The University of Hong Kong,
Hong Kong, Hong Kong

© Springer Nature Switzerland AG 2021
G. Plotino (ed.), *Minimally Invasive Approaches in Endodontic Practice*,
https://doi.org/10.1007/978-3-030-45866-9_5

接触到大部分的根管壁[3-6]（图5.1）。为了促进这些不规则解剖结构（比如根管侧支、根尖分叉、根管鳍部、峡区以及器械无法清理的其他区域）的清理效果，必须通过增加根管锥度以改变原有的根管解剖结构。通过这种方法可以使根管预备器械进入根尖1/3，提高抗菌冲洗液的流动性，便于根管内封药和根管充填，从而为根尖周病变愈合创造适宜的条件。

根管感染是多种细菌（包括兼性厌氧菌以及专性厌氧菌）的混合感染。这些细菌形成的群落称为生物膜[7-9]（图5.2）。临床研究表明，对于解剖结构较为简单的根管，根管预备配合蒸馏水冲洗，而不使用抗菌冲洗液，就能去除大部分感染组织[10]。然而这种治疗效果并不明确，可能需要多次治疗。此外，在不使用抗菌药物的情况下，细菌可以在数天或数周内重新定植于根管系统。因此，根管冲洗消毒过程中必须使用非特异性强效抗菌剂。冲洗液能破坏生物膜结构，清除或灭活毒性因子，并且溶解根管内坏死的牙髓[11-14]。微创根管治疗的主要挑战是在缩小开髓口和减少根管预备尺寸的情况下，确保有效的根管清理效果。

根管冲洗液对根管消毒至关重要。次氯酸钠是根管消毒中使用最广泛的一种冲洗液[13]，对于浮游细菌及生物膜都具有强大的抗菌效果，并且具有溶解坏死牙髓组织和内毒素的特性[12]。从化学反应角度来看，次氯酸钠的消毒效果取决于以下几个因素：浓度、接触时间、剂量、温度、更新速率以及超声活化等[2,15-17]。然而，需要注意的是，根管中含有一些可以减少有效氯含量的灭活剂，包括牙本质碎屑、细菌、牙髓组织、血液和炎性渗出液[18]。此外，次氯酸钠的局限性在于不能去除玷污层，因此无法清除根管预备过程中积聚在根管鳍部或峡区中的牙本质碎屑（图5.3）。牙本质碎屑可能会妨碍次氯酸钠进入根管不规则区域，抑制次氯酸钠的抗菌活性，从而降低其冲洗效果[18-19]。因此，在根管充填前，建议使用乙二胺四乙酸（EDTA）来去除无机物碎屑[20]。在根管治疗过程中，联合使用次氯酸钠和EDTA可以

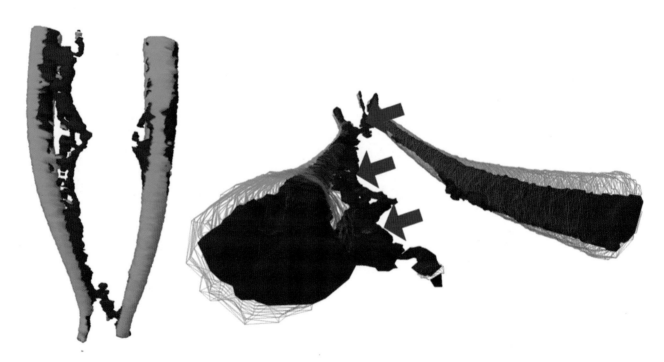

图5.1　下颌磨牙近中根使用镍钛器械预备，然后进行micro-CT三维重建（红色：术前根管解剖结构；绿色：根管预备过程中去除的牙本质）。根管解剖结构中存在一些器械无法清理的区域（蓝色箭头所示）。还可以观察到，根管预备过程中牙本质去除的量取决于根管解剖结构。

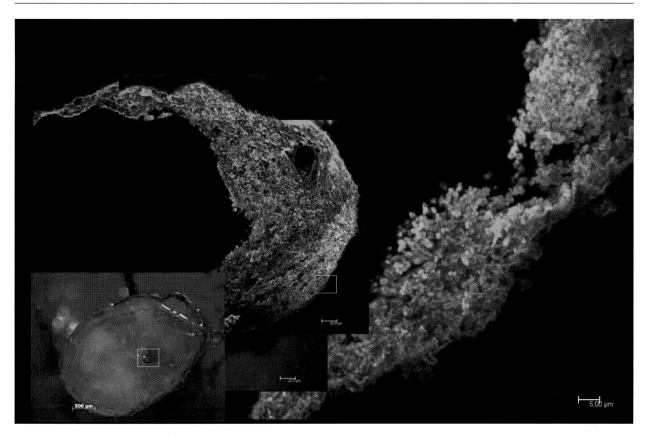

图5.2 牙髓坏死根管的共聚焦激光扫描显微镜照片（Syto 9碘化丙啶染色）。可以观察到附着在根管壁上的一层有机物。高倍显微照片上可见一层致密的生物膜附着在牙本质壁上（右侧）。

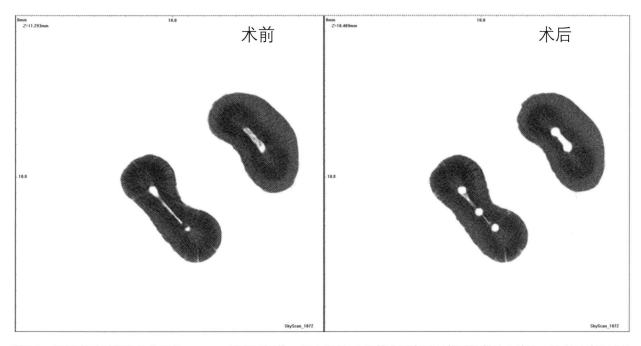

图5.3 下颌磨牙根管预备前后的micro-CT横断面图像。近中根的3个根管在预备时只使用注射针头冲洗，没有对冲洗液进行活化（左图：术前；右图：术后）。术后图片显示近中根管峡区中可见大量硬组织碎屑（图片由Gianluca Plotino博士提供）。

增强化学清理效果。

　　在一项经典研究中，Baumgartner和Mader[21]发现，使用2.5%次氯酸钠可以完全溶解根管预备后残留的牙髓。另一项研究认为，当使用次氯酸钠冲洗液时，即使不通过机械预备，也能去除牙本质表面的生物膜。使用1%次氯酸钠也能取得同样效果[2]（图5.4）。以上研究表明，如果次氯酸钠这种具有抗菌和蛋白溶解特性的冲洗液，能在根管系统内有效地发挥作用，那么无须进行机械预备。然而，对于微创预备后的根管，其化学清理面临着一些挑战。次氯酸钠冲洗液在根管系统中会产生以下化学效应：次氯酸钠冲洗液的活性成分是游离氯（次氯酸离子和次氯酸）。当次氯酸钠溶液与牙髓以及根管内其他有机物发生反应时，会消耗其活性成分，这表明次氯酸钠溶液并不稳定且具有局限性[18,22]。因此，为了使冲洗液维持稳定的浓度，医生需要使用大量次氯酸钠不断冲洗根管，置换出失效的次氯酸钠，从而保证次氯酸钠溶液的冲洗效果。冲洗液在根管系统中的流动也会产生机械效应[23-24]。使用声波、超声或激光活化冲洗液，可以加快次氯酸钠溶液在根管系统中的流动性，从而增强其清理效果[17,25]。以上冲洗液活化技术有助于活性氯与有机组织或生物膜接触，然而目前尚未明确与这些活化技术匹配的根管预备锥度。临床上通常使用带有#30针头的注射器进行根管冲洗。如果将冲洗针头置于距离工作长度1mm处，冲洗液可以到达根尖1/3[26]。由于注射针头为#30，根尖1/3处需要扩大至0.30mm或0.35mm。从技术角度来看，微创根管预备可能会妨碍冲洗液进入根尖1/3。因此，在进行微创根管预备之前，需要考量其他临床因素。

5.3　微创根管清理成形的临床因素

　　近期发表的两篇系统综述探讨了根管治疗中理想的主尖锉号数[27-28]，并得出结论：大尺寸预备根尖可能有助于根尖周病变愈合。然而，正如牙髓病学领域的其他系统综述一样，以上结论缺乏可靠的循证依据，目前还不能确定活髓牙或死髓牙理想的根尖预备尺寸。根管的化学和机械清理存在多种影响因素，医生需要根据每个病例的具体情况，确定根管预备号数和锥度。其中一些临床因素与牙齿的解剖学特点相关，比如患者的年龄、弯曲度、根管直径、危险区、峡区以及根管的横断面。此外，还存在一些与感染或病理过程相关的因素，比如牙髓是否感染、是否存在牙根内外吸收。

　　随着机体的老化，牙髓会出现增龄性变化，比如牙本质渗透性降低、细胞密度减少以及成牙本质细胞活性所导致的髓腔钙化。牙本质增厚使

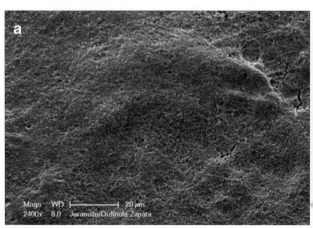 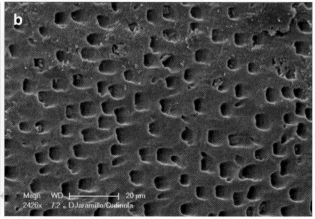

图5.4　感染牙本质表面的扫描电镜照片。（a）可观察到一层致密的感染物。使用5.25%次氯酸钠溶液冲洗5分钟，可见细菌生物膜消失，大部分牙本质小管暴露，管间牙本质表面可见少量碎屑（b）。

根管体积缩小，从而导致根管钙化[29]。老年患者的根管中有机组织量减少，根管狭窄、钙化且牙本质渗透性降低，然而青少年患者的下颌磨牙根管系统中可能会存在更多的坏死组织以及器械不能接触的区域，因此更难清理。另外，冲洗液在粗大的根管中能够更有效地流动，从而进入器械难以清理的区域。

根尖预备号数是学者经常探讨的重要话题之一。根尖1/3接近牙周膜和牙槽骨，是根管治疗的关键区域，也是消毒难度最大的区域。大量研究认为，适当地扩大根尖对于控制根管系统感染至关重要[30-31]。然而这种观点存在一定局限性，因为目前一些对于根尖直径的研究并没有考虑到患者的年龄因素。一项研究认为，单根管下颌切牙的根尖直径中间值是0.36mm[32]，然而根尖直径的变化范围较大，为0.10~0.80mm。在另一项研究中[32]，学者测量了19颗下颌磨牙距离根尖1mm的根管直径，发现其平均根尖直径约为0.35mm，变化范围在0.20~0.70mm。尽管目前尚不明确根尖直径的差异是否与根管形态或机体年龄相关，但一些研究证实，随着机体年龄的增长，根管系统解剖结构（包括峡区）的复杂程度会降低[34]。

根管弯曲度也会影响根尖预备号数的确定以及根管的预备与冲洗过程。近年来，随着机用镍钛器械的发展，根管弯曲度对于器械分离的影响越来越小。研究证实，一些经过热处理的往复式镍钛器械，其弹性和抗疲劳性足以处理复杂的弯曲根管，并且器械分离的发生率很低[35]。尽管如此，医生在处理重度弯曲根管或S形根管时，应避免过度去除颈周牙本质[36]。对于重度弯曲根管，根管的成形和颈周牙本质的保存之间存在微妙的平衡，这是亟须进一步研究的课题。

除了上述临床因素之外，医生还需要考虑患牙的根尖及周围组织结构的病理状况。患牙的一些临床表现可能提示长期感染或侵袭性感染的存在，比如根分叉病变、根侧病变以及大范围根尖周病变。以上临床表现也可能表明根管系统内微

生物毒力较强或患者免疫功能不佳。医生还需要考虑患牙是否存在根尖外吸收。这种病理状况可能与根尖周炎相关[37]，可能导致根尖直径增加，需要更大的根尖预备号数。然而，当患牙不存在临床症状，根尖及其周围组织结构变化不明显或根管钙化时，根尖预备号数相对保守。总之，在确定根尖预备号数时，医生需要考虑以上病理情况，这对于根管的有效清理至关重要。

当根尖1/3存在生理性和病理性吸收时，建议在根管预备过程中对根尖1/3进行扩大，以控制感染并减少碎屑及残余感染物。研究表明，为了有效清洁根管，根尖1/3需要适度扩大，中部、冠部1/3则不需要扩大[38]。实际上，增加根管预备锥度似乎并不能进一步增强根管清理效果[39-40]。此外，近期一项研究表明，如果配合使用适当的冲洗活化技术，即使将根管预备至较小的锥度（比如20/0.04或25/0.04），也能有效清洁根管中部和冠部1/3[41]。

因此，在特定的情况下，小锥度微创预备既能保存颈周牙本质，又能有效清理根管冠部和中部1/3。在微创根管预备过程中，将根尖扩大至病变愈合所需号数的同时，不需要增加根管预备锥度。

5.4　髓腔的化学清理

在微创根管治疗范畴内，目前缺乏对微创或极端微创开髓洞形的准确定义。开髓的主要目的是获得进入根管系统的直线通路，同时也有助于清理髓腔本身。因此，开髓洞形的设计不能妨碍髓腔的有效清理。现代开髓洞形设计理念是保留冠部和颈部的牙体组织，而不需要完全揭除髓室顶，以保持牙齿结构的完整性[42]。其中一种开髓洞形以根管口为导向而保存牙本质，称为"Truss"开髓洞形。这种开髓洞形会影响髓室底的清理。在这种开髓设计中，下颌磨牙的近中和远中根管各通过一个开髓口进行根管预备；上颌

磨牙的近颊、远颊根管通过同一个开髓口进行根管预备，腭根管的预备则通过另一个开髓口[43]。

近年来，有研究比较了两种开髓洞形（传统开髓洞形和"Truss"开髓洞形）对下颌第一磨牙的髓室、近中根管、近中颊侧和近中舌侧根管之间峡区的清理效果的影响[44]。该研究中纳入的样本是因牙周病而拔除的磨牙。所有样本的根管均预备至相同尺寸（30/0.06），均使用3%次氯酸钠作为冲洗液。通过组织学分析来计算髓室、根管冠部、根中、根尖1/3和峡域的残留牙髓组织的百分比。研究结果表明，通过传统开髓洞形进行根管预备的样本中，髓腔内残留的牙髓组织显著减少（图5.5），然而通过两种开髓洞形进行根管预备，峡区和根管内残留牙髓组织的百分比未见明显差异。

由于髓底和根分叉区域的根管也需要清理，因此以上研究结果具有一定的临床意义[45-46]。这些区域的根管可能为残留在根管中的细菌生物膜提供营养，影响根管治疗效果。在感染的根管系统中，微生物生物膜和毒素可通过这些管道进入根分叉，导致因牙髓病而继发的牙周组织破坏。

需要注意的是，该研究中只用了注射针头进行冲洗。根据不同冲洗液活化系统在体外研究中得到的结果[47]，无论采取传统开髓洞形还是"Truss"开髓洞形，活化冲洗液都能更有效地清理髓室和根管系统。

5.5　微创根管预备与冲洗

在某些病例中，单根牙的根管异常粗大，比如因牙外伤而导致牙根发育中断，根管壁未完全形成的牙齿。在这种特殊情况下，根管消毒的策略是微创预备配合抗菌冲洗液和根管内封药来减少根管中微生物的数量。当前研究主要集中于解决以下问题：与常规预备相比，微创预备中髓室和根管能否得到相同程度的清理？然而很少有研究从生物学角度（组织学或微生物学）来回答这一问题。

大量证据表明，根管预备器械无法接触到所有根管壁，即使在根管预备后使用#25或#40注射针头配合次氯酸钠冲洗，根管壁上仍残留牙髓组织和碎屑。一些研究探讨根管预备的尺寸对根管

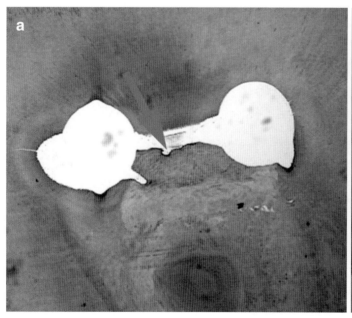
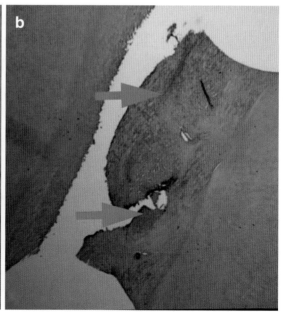

图5.5　下颌磨牙微创开髓以及次氯酸钠冲洗后，髓腔的组织学切片（a，b）。近中根管之间可见残留的有机组织（蓝色箭头所示）。

清洁度[39,48]、微生物数量[30,49-50]或治疗结果[51]的影响。这些研究中都是使用注射针头进行冲洗。

研究表明，使用锥度0.04的SAF2.0器械预备至#35、锥度0.04的XP-endo Shaper预备至#30，根尖1/3处仍残留牙髓组织（分别为1.36%和13.29%）。使用TRUShape（Dentsply Sirona）预备至30/0.06，根尖1/3处只有<0.5%的残余牙髓组织[52]。研究发现，在椭圆形根管使用无芯不锈钢旋转器械（Gentlefile，MedicNRG，Israel）预备根管后配合使用根管刷搅拌冲洗液（Finisher GF Brush，MedicNRG，Kibbutz Afikim，Israel），与使用25/0.04镍钛旋转器械（EdgeFile X7，EdgeEndo，Albuquerque，New Mexico，USA）预备根管后使用注射针头冲洗相比，前者清理后的根管更清洁[53]。在另一项研究中[54]，使用Reciproc R25预备根管并配合次氯酸钠冲洗，然后通过超声、声波或手动荡洗等方式活化/搅拌冲洗液。结果发现，超声与其他方法相比，可明显减少牙髓组织的残留。

有研究首次证实活化冲洗液对前磨牙根管（使用小号器械预备后）清洁度的影响[55]。结果表明，使用超声对次氯酸钠进行活化，根管清洁度与根尖预备的号数无关（#20或#40，锥度0.04）（图5.6）。然而当使用注射针头进行冲洗时，将根管预备至#40会更清洁，但是根管内仍残留大量牙髓组织。此外，这些结果和根管的横断面形状（圆形或椭圆形）无关。值得注意的是，在该研究中每个根管使用18mL 3%的次氯酸钠进行冲洗。尽管冲洗液的量比较大，但当使用注射针头进行冲洗时，根管内仍残留大量牙髓组织。目前还没有研究探讨微创预备对感染根管（特别是根尖1/3）的清理能力。以上研究表明，微创根尖预备目前仅限于活髓牙，而且必须配合使用冲洗液活化技术。实际上，当对感染牙齿进行根尖预备时，医生必须考虑根管机械清理的重要性，特别是在根尖1/3处。综上所述，对于感染根管，必须通过机械预备去除感染的牙本质以控制根管内感染。冲洗液的化学预备作用不能替代机械预备。

5.6　微创根管预备的辅助冲洗技术

尽管次氯酸钠有许多优点，但在不同的根管环境中，其消毒能力并不稳定[9,11,14,56]。次氯酸钠的冲洗效果不仅取决于化学效应，还取决于冲洗

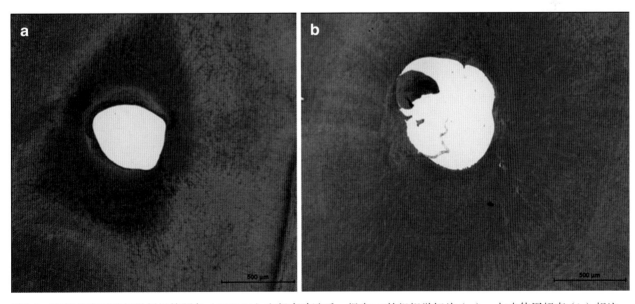

图5.6　下颌前磨牙进行微创根管预备（20/0.04）和超声冲洗后，根尖1/3的组织学切片（a）。与未使用超声（b）相比，（a）中未观察到碎屑残留。

技术的机械效应以及与根管内容物的相互作用。常规冲洗针头向根尖1/3处输送冲洗液时存在一定的局限性。Nair等[57]发现，即使通过机械预备和高浓度次氯酸钠冲洗后，下颌磨牙根管系统中仍残留细菌生物膜。为提高根管冲洗液的抗菌与清洁能力，可使用以下几种辅助冲洗技术。

超声荡洗技术有助于改善根管的清理与消毒效果。在根管终末冲洗阶段，可以使用超声活化冲洗液1分钟（3次，20秒/次）[58]。超声荡洗主要通过空穴和声流效应来发挥作用[58]。研究证实，超声活化次氯酸钠可以提高其组织溶解效率[59]，增加氢氧化钙的去除效果[60]，促进硬组织碎屑的清除[25]，有助于根管再治疗中去除充填材料[61]。目前尚无研究证实超声荡洗技术可以提高根尖周炎的治愈率[62]（图5.7）。

为提高根管化学冲洗的效果，市面上出现了几种根管冲洗系统。比如EndoVac系统（Discus Dental，Culver City，USA）将微型导管插入根尖1/3，在根尖形成负压来促进髓腔内的冲洗液流向根尖1/3。为确保微型导管（尖端直径0.32mm）进入根尖1/3，根尖至少预备至0.35mm。EndoVac系统与常规注射针头相比，可以取得令人满意的清洁效果[63-64]。尽管被动超声荡洗与EndoVac系统的作用机制不同，但研究表明，两者在清除硬组织碎屑[65-66]以及将冲洗液输送至工作长度[67]方面具有相同的效果。

Lussi[68-69]在1993年首次提出根管"非机械预备"理念，并研发出一套微创根管清理系统。该系统能产生流体动力学湍流以及可控的空穴效应（25Hz）[69]。该系统通过双管道完成冲洗液（次氯酸钠）的交换。冲洗液从外部管道注入，从内部管道回流。在冲洗过程中，牙齿必须完全隔离以形成负压。该系统可在10分钟内完成根管系统的清理。"非机械预备"技术中不建议使用手用或机用预备器械。尽管体外研究取得了很好的效果，但体内研究显示，根管中段和根尖1/3仍残留大量牙髓组织[70]。

GentleWave（Sonendo，Orange，CA，USA）是一种新型根管冲洗系统，对微创机械预备后的根管进行清理[71-74]。该系统的设计借鉴了Lussi的一些理念，其工作原理包括冲洗液的脱气、负压的使用、闭合回路中液体的循环，使用频率在超声波频谱上下波动的声波将脱气后的液体扩散到更远的根管区域，以及使用组织溶解剂（比如次氯酸钠和EDTA）。GentleWave系统中负压形成[73]的一部分原因是存在"闭环"系统。"闭环"系统的形成需要医生在牙齿和手机工作头之间建立平台。GentleWave系统的制造商建议根管预备的尺寸为20/0.06，以最大限度地保留牙体组织。该系统的禁忌证是伴有吸收、穿孔、根尖未发育成熟以及邻近上颌窦、下牙槽神经等解剖结构的牙根，主要是为避免冲洗液超出根尖孔。

在该系统的冲洗过程中，冲洗液的水流与手机末端的工作尖相碰撞（工作尖位于距离髓腔底约1mm处），在髓腔内旋转并进入根管产生空穴效应。液体循环有助于更新冲洗液并从根管系统中带出冲洗产物，从而提高组织的溶解率[71]。此外，冲洗液的更新对于根管冲洗也非常重要。在常规冲洗过程中，形成的气泡会阻碍新鲜的冲洗液进入峡区和鳍部等区域。目前只有一项研究评估GentleWave系统对微创机械预备后的根管的清理效果[72]。在这项研究中，实验组将离体牙预备至15/0.04，然后使用GentleWave系统进行冲洗，对照组使用常规根管预备和冲洗技术。结果发现，微创机械预备技术配合GentleWave系统的清理效果优于常规根管预备和冲洗技术[72]。

近期一项研究发现，GentleWave与连续超声冲洗（ProUltra PiezoFlow，Dentsply Maillefer；Charlotte，NC）相比，可促进硬组织碎屑的清除。然而与间断的被动超声冲洗（Irrisafe wire，Satelec，Bordeaux，France）相比，两者间没有显著差异。尽管目前有关GentleWave冲洗效果的研究数量很少，但该系统可以有效清理微创机械预备后的根管系统（图5.8）。

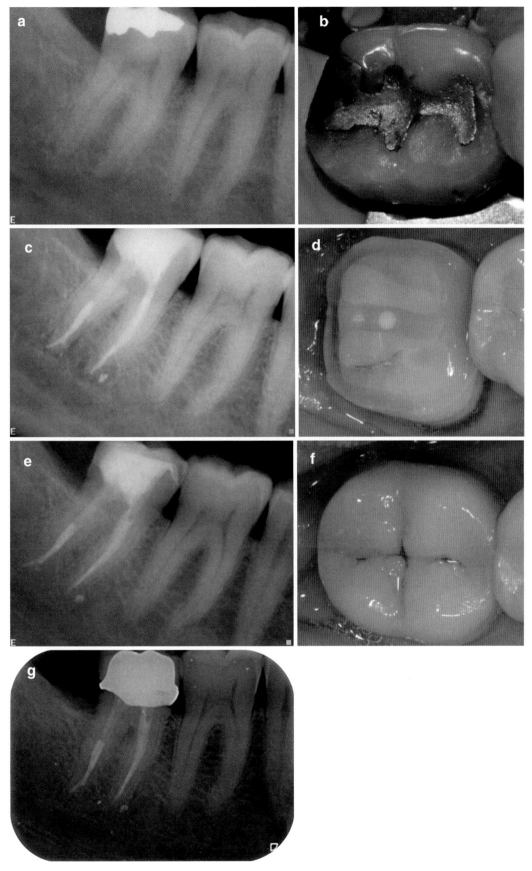

图5.7 右下颌第二磨牙术前根尖片（a）以及临床照片（b）显示远中龋损近髓，近中根、远中根可见根尖周病变。根管治疗和冠部修复完成后的根尖片（c）以及临床照片（d）。术后5年随访时拍摄的根尖片（e）以及临床照片（f），术后10年随访时拍摄的根尖片（g）显示患牙根尖周病变完全消失［该病例由Gianluca Plotino博士（Rome，Italy）提供］。

5.7 结论

传统的根管清理与消毒主要通过机械预备和化学冲洗，在保留牙体组织的同时，实现彻底清洁根管的目的。扩大根管系统可促进机械和化学清理，减少微生物数量。但去除牙本质会导致牙齿抗折性下降，并且按照现代牙髓治疗理念，

医生可以通过微创治疗技术（"基于解剖学"的治疗技术）来保存牙体组织。因此，在某些情况下，医生可以进行微创根管预备（比如当根管腔较狭窄，没有或只有很小锥度时，根管中部和冠1/3在机械预备后仍保持较小的锥度），扩大根尖1/3（接触所有根管壁），并且在微创预备后的根管中使用活化冲洗液或新型根管冲洗系统。

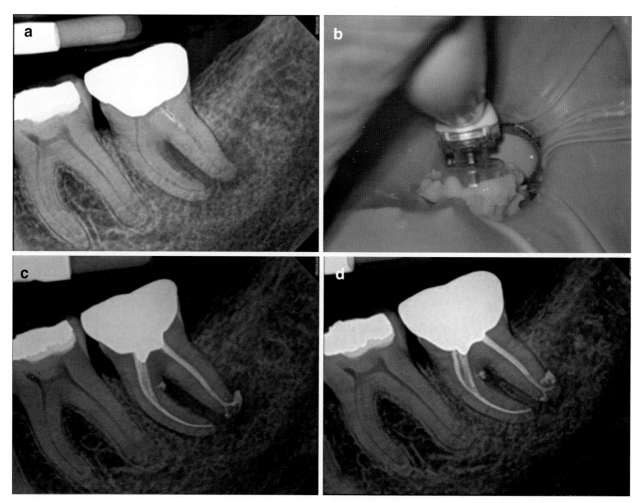

图5.8 （a）下颌第二磨牙根管治疗后出现根尖周炎。患牙接受微创根管预备，并使用GentleWave系统进行根管冲洗。冲洗液的量为500mL。（b）可以观察到为冲洗手机制备的树脂平台。根管预备、冲洗后即刻进行根管充填，在患牙根分叉及根尖区可见侧副根管（c）。术后3个月随访时拍摄的根尖片显示根周病变已明显愈合（d）。

第6章 微创根管充填技术

Filling of Root Canals After Minimally Invasive Preparation

Gilberto Debelian, Gianluca Plotino

目录

G. Debelian
Private Practice, Endo Inn Endodontic Training
Center, Oslo, Norway

G. Plotino (✉)
Private Practice, Grancde Plotino and Torsello - Studio
di Odontoiatria, Rome, Italy
e-mail: endo@gianlucaplotino.com

© Springer Nature Switzerland AG 2021
G. Plotino (ed.), *Minimally Invasive Approaches in Endodontic Practice*,
https://doi.org/10.1007/978-3-030-45866-9_6

6.1 引言

　　根管预备为后续的根管冲洗、消毒及充填创造空间。所有这些后续阶段都会影响根管预备方法与预备尺寸，这取决于医生的个人理念，以及各个阶段（特别是根管充填）对所用器械的限制与要求。最佳质量的根管充填有很多目标，这些目标并非无法实现，即便难度很大。一直以来，牙胶是根管充填的核心材料，然而需要与根管封闭剂配合使用，才能使根管获得有效的短期和长期封闭效果。在20世纪70年代，热塑牙胶充填技术和热牙胶垂直加压充填技术进入临床，克服了根管封闭剂的主要缺点，即固化时易收缩和固化后易冲失。以上根管充填技术应用于临床时，需要使用大锥度器械在根管冠部预备充足的空间，以便对加热软化的牙胶进行垂直加压，从而减少封闭剂用量。然而大锥度器械会去除过多健康牙体组织、降低牙齿抗折性[1-2]。

近年来，随着牙科手术显微镜的普及，微创牙髓治疗理念逐渐被牙髓专科医生和口腔全科医生接受（图6.1）。牙科手术显微镜有助于术者开展精确、微创的临床操作，避免过度去除健康牙体组织，从而减少牙根严重折裂（无法修复）、形成微裂纹和发生冠方渗漏等风险。

本章将介绍适用于微创治疗理念的根管充填材料和方法。

6.2　专业术语

"封闭"一词是大多数人用于描述根管预备、冲洗后，根管治疗第三阶段的术语。根据定义，封闭是指"封闭管腔"，但不要求充填管腔[3-7]。事实上，封闭更适用于描述根管外科手术中的倒充填阶段，因为此时根管腔被封闭，然而根管腔内容物并未处理。因此，"充填"一词更适合用于描述根管预备、冲洗后的"充填"过程。

6.3　根管充填的原理

根管充填是根管治疗的第三阶段。在前两个治疗阶段，医生已通过机械预备和化学清理对根管内微生物进行控制：对于牙髓仍存活的根管，治疗目的是防止微生物进入根管；对于牙髓坏死感染的根管，治疗目的是通过根管预备和冲洗尽可能去净根管内微生物。根管充填的目的是使根管内残余微生物数量低于某一阈值，以确保根管治疗成功的临床和影像学效果（图6.2），并且避免主根管和牙本质小管中的微生物与根尖周组织相通（图6.3）。

根管充填后应尽快完成高质量的冠部修复，以保证良好的封闭效果。此外，目前的根管治疗技术达不到灭菌效果，也不可能从复杂的根管解剖结构中根除所有细菌生物膜。因此，根管充填需要达到以下3个主要目标[8]（图6.4）：

1. 确保根尖严密封闭，防止根尖周液体进入，为根管内存活的细菌提供营养。
2. 将根管内残留的细菌隔离，使其不能继续繁殖或与根尖周组织相通。
3. 通过根管充填和冠方封闭，避免冠方渗漏。

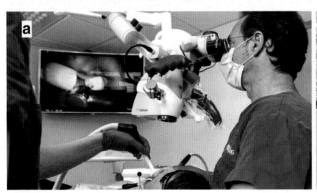
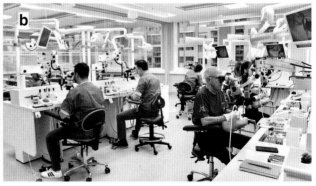

图6.1　（a）牙科手术显微镜在牙髓病诊疗中的应用。（b）全科医生接受牙科手术显微镜系统性培训。

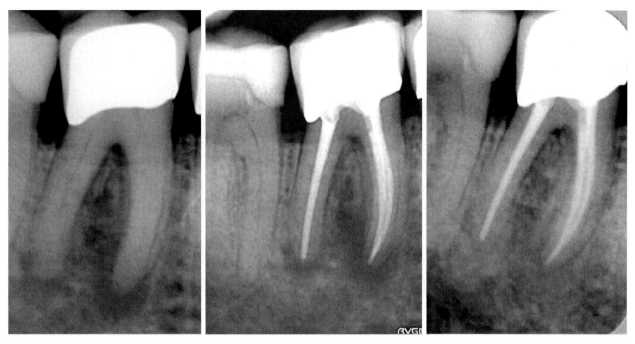

图6.2 右下颌第一磨牙牙髓坏死伴根尖周炎。通过适当的治疗方案有效控制根管感染，根管充填使根管中微生物数量低于确保根尖周病变愈合的阈值。

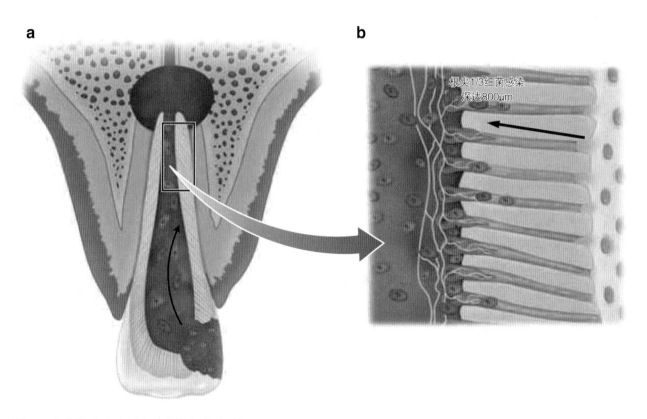

图6.3 主根管（a）和牙本质小管（b）内感染。

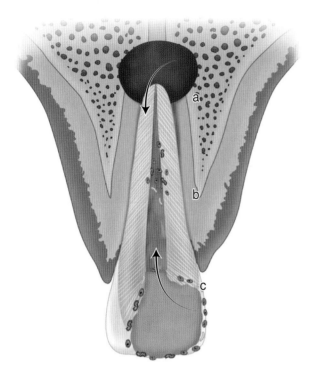

图6.4　根管充填的3个主要目标：（a）确保根尖严密封闭，防止根尖周液体进入，为根管内存活的细菌提供营养。（b）将根管内残留的细菌隔离，使其不能继续繁殖或与根尖周组织相通。（c）通过根管充填和冠方封闭，避免冠方渗漏。

6.4　材料与技术

根管充填过程中需要合适的充填材料以及能够最大限度发挥这些材料性能的充填技术。图6.5列举了Grossman所提出的根管充填材料的理想性能[9]，尽管已距今80多年，但是这些理想性能仍不过时，医生仍然需要使用核心材料尽可能严密地充填根管系统，并使用封闭剂来填补该核心材料与牙本质之间的空隙。

6.4.1　核心材料

在过去100年里，牙胶尖和银尖是根管充填过程中最常用的核心材料[10-12]。2017年，美国牙髓病学会在一份官方声明中[13]呼吁停止使用银尖，原因如下：①当血液和组织液存在时，银尖会被腐蚀；②银尖会导致牙齿和周围组织染色；③使用银尖充填根管后，不能进行桩核修复；④在根管外科手术的倒预备过程中，很难将银尖取出。因此，牙胶尖是目前主要的根管充填核心材料。牙胶尖含有约20%的牙胶及80%用于着色与显影的填料[14]。牙胶有2种不同的晶体形式：α相和β相[14-17]。

6.4.2　封闭剂的类型

如前所述，封闭剂是影响根管充填质量的决定因素。在过去50年里，临床上涌现出了不同类型的封闭剂，包括氯仿牙胶、氧化锌丁香酚、氢氧化钙、硅酮、玻璃离子水门汀、环氧树脂或甲基丙烯酸树脂[14,17-18]。以上所有类型的封闭剂都需要先混合至糊状，然后导入根管中。因此，在进行冠部修复之前，医生有充足的操作时间来完成根管充填。封闭剂一般会在合适的时间内固化变硬。

6.4.3　传统充填材料与方法的效果

传统根管充填材料包括标准牙胶尖、辅尖以及根管封闭剂，根管封闭剂主要用于充填牙胶尖之间，牙胶尖与根管壁之间的空隙。但如果仅使用牙胶作为充填物，并不能有效封闭根管。一项体外研究发现，如果仅使用牙胶充填根管，微生物可以在2小时内再次定植于根管中[19]。联合使用牙胶与封闭剂充填根管，直到术后20天才出现渗漏[4]（图6.6）。

尽管封闭剂在确保根管封闭性方面起决定性作用，但传统的根管封闭剂存在明显的缺陷，它们在固化时会收缩并且会被组织液冲刷掉[4,14,20-27]（图6.7）。

此外，封闭剂不能与牙胶粘接。当封闭剂固化收缩时，会留下缝隙（图6.8），有可能导致微生物渗漏（图6.9）[28]。

图6.5 根管充填材料的理想性能。

- 容易导入根管中
- 不受潮湿环境影响
- 可有效封闭根管侧支和根尖孔
- 固化后不收缩
- 具有杀菌或抑菌特性
- 具有射线阻射性
- 不会导致牙体组织染色
- 不刺激根尖周组织
- 再治疗中容易从根管中去除
- 灭菌包装或使用前可快速、有效地消毒

（Grossman, 1936）

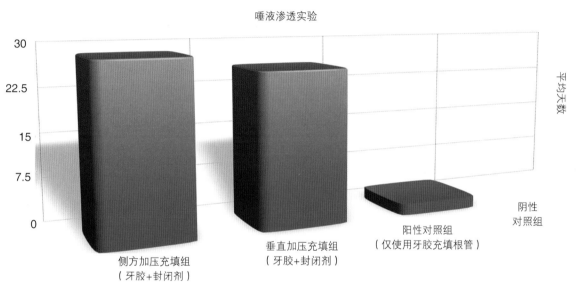

图6.6 体外评估不同根管充填技术的封闭性。阳性对照组和阴性对照组的封闭性没有显著区别（图片由Khayat等[4]提供）。

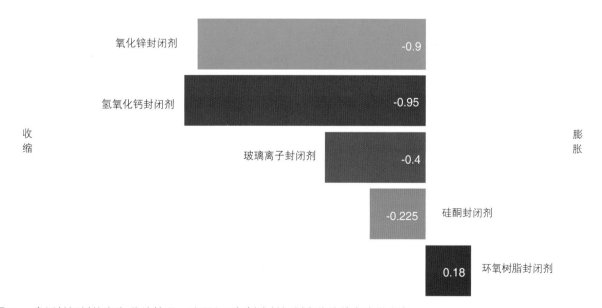

图6.7 常用封闭剂的膨胀/收缩情况。硅酮和环氧树脂封闭剂在收缩前会略微膨胀。

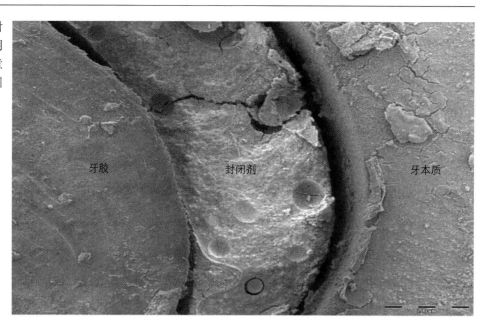

图**6.8**　使用牙胶和树脂类封闭剂充填根管，然后使用扫描电镜观察横断面。注意牙胶和封闭剂之间的缝隙（图片由Eldeniz博士提供[28]）。

牙胶　　　封闭剂　　　牙本质

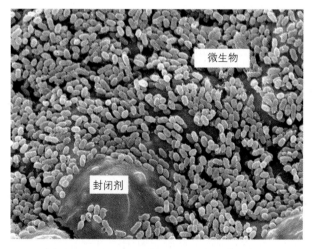

微生物

封闭剂

图**6.9**　扫描电镜照片显示树脂封闭剂固化收缩，可见微生物渗漏（图片由Ørstavik博士提供[25]）。

因此，在传统的根管充填技术中，为最大限度地发挥封闭剂的封闭效果，同时尽量减少其缺陷，封闭剂的用量应尽可能地少。然而，根管形态通常并不是规则的，并且可能存在一些交通支，而牙胶通常为圆锥形，横断面为圆形。因此，在大多数根管中很难保证使用较少量的封闭剂。

大量体外研究、动物实验和临床研究表明，使用传统根管充填材料配合单尖充填技术或侧方加压充填技术无法严密封闭根管[27-28]。Sabeti等[4]认为充填后的根管与未充填的根管相比，两者预后不存在显著差异。该研究强调了根管充填质量

的技术敏感性以及冠部修复对于根管治疗成功的重要性[4-18,20-27]。

一项文献综述和Meta分析研究显示，热牙胶充填技术与侧方加压充填技术相比，尽管前者更容易导致根管超填，但两者的临床效果并没有显著差异[29]。Friedman等认为，对于伴有或不伴有根尖周炎的牙齿，其临床治疗效果与所使用的根管充填方法（侧方加压充填技术或垂直加压充填技术）无关[30]。需要注意的是，该研究的病例随访率非常低，不到20%。在近期一项研究中[31]，Chevigny等认为充填技术对根尖周炎患牙的预后具有重要影响，然而该结论还需设计较为合理的临床随机对照试验的进一步验证[30]。

6.5　改良传统根管充填材料充填质量的方法

迄今为止，最具影响力的改良传统根管充填材料充填质量的方法是由Herbert Schilder教授在20世纪60年代提出[32-33]的。Schilder意识到由于大多数根管呈椭圆形，因此，使用横断面为圆形的牙胶尖充填根管时，很难减少封闭剂的用量。在很多根管区域，封闭剂的量较多，因此固化后容

易收缩或被组织液冲刷掉。Schilder将牙胶加热，使其能进入不规则的根管区域，使封闭剂的量减少。此外，由于该技术可以在根管中上段形成根尖向的压力，可以将封闭剂和牙胶挤压到很多侧副根管中，在X线片上会形成三维根管充填影像（图6.10）。这就是著名的"Schilder热牙胶垂直加压充填技术[34]"。

该技术背后的逻辑较为清晰，并且因出色的影像学表现，在牙髓专科医生及全科牙医中广为流行。多年以后，Buchanan进一步改良了该技术，并命名为"热牙胶连续波充填技术[35]"。该技术可分为多个操作步骤，并且需要专用的器械和设备：①使用与器械型号一致的大锥度牙胶尖；②选择可以到达距离工作长度4~5mm的垂直充填器；③在根管壁上涂一薄层封闭剂；④将主牙胶尖放入根管，尖端距离工作长度0.5mm；⑤携热器将牙胶加热加压至参照点（距离工作长度4~5mm）；⑥使用垂直充填器将尚未冷却的牙胶向根尖加压；⑦可以在根管中上段管壁上再涂一薄层封闭剂；⑧使用热塑牙胶注射枪回填根管中上段；⑨使用大号垂直加压器加压冠部牙胶。

该方法存在一定的技术敏感性，与传统的单尖充填技术或侧方加压充填技术相比，并不存在显著优势[30]。加热的牙胶冷却后，其收缩程度可能比封闭剂固化更明显[36-37]。此外，牙胶和封闭剂（不仅是封闭剂自身）的收缩可能会导致两者之间产生较大的缝隙[28]，突出了两者无法粘接这一缺点。垂直加压过程中可能会将某些部位的封闭剂挤出，导致牙胶与根管壁直接接触，缺少封闭剂的封闭作用[38]。

虽然热牙胶充填技术可能会产生更少的空隙、获得更明显的三维充填效果[39-40]，但研究表明，热牙胶充填技术与冷侧方加压充填技术相比，在根管封闭方面并不具有显著优势[38]。

此外，热牙胶充填技术也存在缺陷：使用该技术充填根管之前，需要使用大锥度器械预备

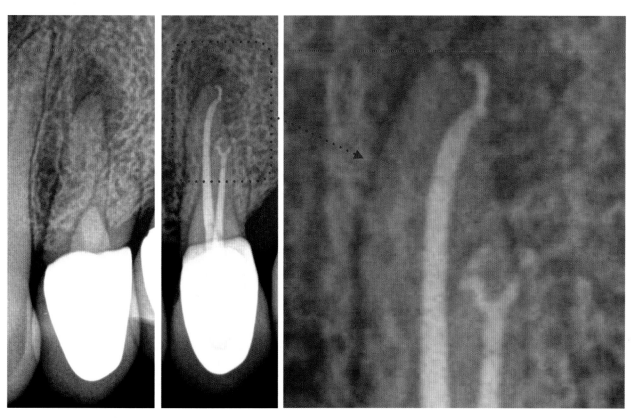

图6.10 使用Schilder提出的方法充填上颌前磨牙。

根管中上段，以便携热器进入距离工作长度4mm处。近期研究表明，使用大锥度器械（比如镍钛开口锉、GG钻）预备根管可能会使牙根产生微裂纹[41-45]。此外，去除大量牙本质会降低牙根抗折性、增加根折风险[42,44-46]。

热牙胶充填技术不适用于微创根管预备病例。在大多数情况下，携热器很难进入距离工作长度4~5mm处，对根尖区的牙胶加热加压。如果携热器距离工作长度超过5mm，热量则无法传导至牙胶尖的尖端，因此，根尖1/3处为单尖充填。

为解决热牙胶连续波充填技术中存在的问题，一些厂家推出了固核载体充填材料[47]。Thermafil（Dentsply-Sirona Endodontics，Baillagues，Switzerland）是最受欢迎的固核载体充填材料之一。Pirani等[48]开展了一项为期5年的回顾性研究。结果表明，使用Thermafil充填根管，患牙的存留率和治愈率与接受传统根管充填技术的患牙相似。然而在微创根管治疗中，由于根管冠部未建立直线通路，空间较小，因此固核载体充填器很难进入根管。这也会使充填器弯曲，可能导致牙胶与载体分离，过量的牙胶和封闭剂向冠方溢出，覆盖其他根管口，并且进入开髓洞口的倒凹处，很难去除。

为了提高根管充填质量，一种新型甲基丙烯酸酯根管充填系统（Resilon，包括封闭剂与核心材料）逐渐进入市场[49]。其封闭剂能与树脂核心材料有效结合，从而减少根管充填后封闭剂或牙胶收缩所形成的缝隙。甲基丙烯酸树脂封闭剂也能与牙本质发生化学结合。该系统使用前不需要大锥度根管预备，也不需要通过热垂直加压来减少封闭剂的用量，因此完全满足微创根管治疗的需求。

尽管与传统根管充填材料和技术相比，Resilon的体外和体内研究结果较为理想[50-55]。然而，在一项病例随访率仅为21.6%的临床研究中，Strange等[56]发现，Resilon与传统根管充填材料和技术（牙胶+AH Plus封闭剂）相比，其临床效果

较差。此外，Resilon也具有传统根管充填材料和技术的一些缺点（收缩和冲失），并且技术敏感性较高。在常规根管预备过程中使用次氯酸钠冲洗根管时会产生氧气，然而在很多情况下，氧气会使封闭剂无法固化或使其分解[57]。

6.6 生物陶瓷材料

生物陶瓷材料是一种医学专用陶瓷材料。在20世纪60年代和20世纪70年代，生物陶瓷材料研发成功并用于替换人体组织，比如关节置换、骨板、骨水泥、人造韧带、人造肌腱、人造血管、心脏瓣膜、皮肤修复材料（人造组织）、人造耳蜗和隐形眼镜[58]。生物陶瓷材料是一种无机的、非金属的、具有生物活性的材料，包括氧化铝、氧化锆、生物活性玻璃、涂层与复合材料、羟基磷灰石和可吸收钙磷酸盐[59-61]。生物陶瓷材料化学性质稳定，无腐蚀性，与有机组织相互作用良好。

生物陶瓷材料可分为以下几类：

- 生物惰性：与周围组织不发生相互作用。
- 生物活性：能与周围组织相互作用，且持久存在于组织中。
- 生物降解、可溶解或可吸收：最终取代组织或并入其中。

目前市面上有多种生物陶瓷材料应用于牙医学领域中[62]。氧化铝与氧化锆是一种生物惰性材料，可用于制作口腔修复体。生物活性玻璃和玻璃陶瓷也广泛应用于牙医学领域。此外，一些多孔陶瓷材料（比如磷酸钙）已用于充填骨缺损。一些硅酸钙材料（比如MTA，ProRoot® MTA Root Repair；DENTSPLY-Tulsa Dental Specialties，Tulsa，US）已用于根尖倒充填和牙根穿孔修复。

6.6.1 生物陶瓷材料在牙髓治疗中的应用

在牙髓治疗中应用的硅酸钙材料通常称

为"生物陶瓷"或"生物活性水门汀[63-64]"。然而，由于以上名词所包含的材料种类繁多，因此本章将应用于牙髓治疗的生物陶瓷材料统称为"亲水性水门汀"。无论是用作根管封闭剂（RCS），还是用于修补牙根/根尖倒屏障（RRM）的亲水性水门汀，都有相同的活性成分——硅酸三钙[65]。

这些用于牙髓治疗的亲水性水门汀，可根据其成分、固化机制和稠度进行分类[28,58,66]。其中一些根管封闭剂可与牙胶配合使用。也有一些膏剂可单独使用，与MTA类似[66]。有些亲水性水门汀呈粉末状，使用前需要与液体调拌混合。调拌混合过程对技术要求比较高，并且容易浪费材料。预混合生物陶瓷需要周围组织中的水分来进行固化。此外，预混合封闭剂、膏剂具有均一稠度，临床使用时材料浪费较少。这些预混合生物陶瓷都具有亲水性[66]。

6.6.2　市面上常见的亲水性水门汀（表6.1~表6.3）

MTA是一种经典的亲水性水门汀，含有一些重金属[62]。迄今为止，MTA是牙科领域中最为广泛研究的材料之一[67-74]。它具有生物陶瓷材料的所有特性，即固化前具有较高的pH，固化后具有良好的生物相容性、生物活性和封闭性[72]。然而，MTA也存在一些缺点，比如固化时间较长，使用时需要与水混合调拌、操作难度大，并且固化后很难去除[67]。临床使用时，灰色MTA和白色MTA可能导致牙本质染色，这可能是由材料中的重金属或固化时血液污染MTA所致[75]。临床操作过程中，很难将MTA送入狭窄的根管，MTA也不能用作根管封闭剂[76]。为了克服以上缺点，制造商调整了MTA的成分配方，或添加了一些材料，使其具有流动性。然而，以上改变都会影响其物理与机械性能，从而影响其治疗效果[77-78]。

Biodentine（Septodont, Saint-Maur-des-

Fosses, France）是第二代亲水性水门汀，具有与MTA相似的性能，因此适应证与MTA相同[79-80]。Biodentine与MTA相比，其优点是固化时间短（12~15分钟），抗压强度与牙本质相似[81]。Biodentine的主要缺点是，使用时需要将胶囊（内含预先装配的定量粉末与液体）通过银汞搅拌机研磨30秒。由于每次治疗只需要很少量的材料，因此在大多数情况下会造成材料浪费。BioRoot RCS（Septodont）是一种新型硅酸钙材料，需要与液体混合调拌后使用，因其流动性较好，主要用作根管封闭剂[82]。

2007年，一家加拿大材料研发公司（Innovative BioCeramix, Inc., Vancouver, Canada）首先推出了一种预先混合的硅酸钙材料——iRoot® SP可注射根管封闭剂（iRoot® SP）[66]。自2008年以来，一些预混合亲水性水门汀逐渐在北美上市，比如Brasseler USA公司的EndoSequence® BC Sealer™、RRM™（Root Repair Material™）和RRM-Fast Set Putty™。近期，TotalFill® BC Sealer™也开始进入市场[28]。在过去几年里，一些公司推出了多种不同类型的预混合亲水性水门汀，目前这些材料已进入市场[62]。

预混合亲水性水门汀有两种常见剂型：糊剂和膏剂。这些材料具有相似的化学成分（硅酸钙、氧化锆、氧化钽、磷酸二氢钙和填料），具有良好的机械与生物性能，并且易于操作[83-116]。此外，这些材料还具有亲水性、射线阻射性，固化后不吸收，不含铝，具有较高的pH和卓越的根管封闭性[83-116]。

6.6.3　亲水性水门汀在根管充填中的应用

亲水性水门汀不易受水分和血液污染影响，因此操作要求较低[66]。这些材料在固化时体积略微膨胀，完全固化后体积保持稳定，是牙医学领域中封闭性最好的材料之一[66,84,117-119]。此外，亲水性水门汀固化后会变硬且不会溶解，因此可以

表6.1 市面上常见的MTA

商品名	制造商	成分	固化时间
ProRoot MTA（灰色）	Dentsply Tulsa dental specialties, Johnson City, TN, USA	硅酸三钙、硅酸二钙、氧化铋、铝酸三钙、二水硫酸钙（石膏）和铝酸钙 液体：蒸馏水	初始固化时间为70 ~ 74分钟，最终固化时间为210 ~ 320分钟
ProRoot MTA（白色）	Dentsply Tulsa dental specialties, Johnson City, TN, USA	硅酸三钙、硅酸二钙、氧化铋、铝酸三钙、二水硫酸钙或石膏 液体：蒸馏水	4小时
Angelus MTA（白色及灰色）	Angelus, Londrina, Brazil	硅酸三钙、硅酸二钙、氧化铋、铝酸三钙、氧化钙、氧化铝、二氧化硅 液体：蒸馏水	Angelus MTA（白色）的初始固化时间为（8.5 ± 2.4）分钟。然而也有研究认为，Angelus MTA的固化时间为130 ~ 230分钟
PD MTA（白色）	ProduitsDentaires SA, Vevey, Switzerland	二氧化硅、氯化钾、三氧化二铝、氧化钠、三氧化二铁、三氧化硫、氧化钙、氧化铋、氧化镁 氧化钙、硫酸钾、硫酸钠的不溶性残留物和结晶硅，与蒸馏水混合	与蒸馏水混合约10分钟后，材料开始固化，最终固化时间为15分钟。不需要等待最终固化就能进行后续操作
Endocem MTA	Maruchi, Wonju, Korea	氧化钙、三氧化二铝、二氧化硅、氧化镁、三氧化二铁、三氧化硫、二氧化钛、氧化铋	4.5 ~ 15 分钟
MicroMega MTA	MicroMega, Besancon, France	硅酸三钙、硅酸二钙、铝酸三钙、氧化铋、脱水硫酸钙和氧化镁	固化时间为20分钟；然而有研究认为其固化时间为120 ~ 150分钟
MTA bio	Angelus; Londrina, or angelus Solucoes Odontologicas, PR, Brazil	波特兰水门汀和氧化铋	初始固化时间为11分钟，最终固化时间为23.22分钟
MTA plus（白色）	Avalon biomed Inc., Bradenton, FL, USA	硅酸三钙、硅酸二钙、氧化铋、铝酸三钙和硫酸钙	固化时间为128分钟，材料接触水分后需要更长的固化时间
MTA plus（灰色）	Avalon biomed Inc., Bradenton, FL, USA	硅酸三钙、硅酸二钙、氧化铋、氧化铝三钙、硫酸钙和铝铁酸钙	37℃初始固化时间：凝胶状态为15分钟；封闭剂状态为3小时
OrthoMTA	BioMTA, Seoul, Korea	硅酸三钙、硅酸二钙、铝酸三钙，铁铝酸四钙、氧化钙以及氧化铋	（324.0 ± 2.1）分钟
RetroMTA	BioMTA, Seoul, Korea	碳酸钙、氧化硅、氧化铝和亲水氧化钙复合物 液体：水	初始固化时间为150 ~ 180秒，最终固化时间为360分钟
Aureoseal MTA	Giovanni Ogna and Figli, Muggio, Milano, Italy	波特兰水门汀、氧化铋、催化剂、增塑剂和显影剂 液体：蒸馏水	尚无报道
CPM MTA	EGEO SRL, Buenos Aires, Argentina	MTA、氯化钙、碳酸钙、柠檬酸钠、海藻酸丙二醇和丙二醇	初始固化时间为6 ~ 15分钟，最终固化时间为22 ~ 27分钟

表6.2 用于修补牙根的亲水性水门汀

商品名	制造商	成分	固化时间
BioAggregate	Innovative BioCeramix, Vancouver, BC, Canada	硅酸三钙、硅酸二钙、磷酸二氢钙、无定形氧化硅和五氧化钽 液体：去离子水	固化时间为240分钟
Biodentine	Septodont, Saint-MaurdesFosses Cedex, France	硅酸三钙、硅酸二钙、碳酸钙、氧化锆、氧化钙、氧化铁 液体：氯化钙、一种水溶性聚合物和水	6.5~45分钟
富钙混合物（CEM）	BioniqueDent, Tehran, Iran	氧化钙、二氧化硅、三氧化二铝、氧化镁、三氧化硫、五氧化二磷、氧化钠 液体：水溶液	50分钟
EndoBinder	Binderware, Sao Carlos, Brazil	三氧化二铝和氧化钙	60分钟
Endocem Zr	Maruchi, Wonju, Korea	氧化钙、二氧化硅、氧化铝、氧化镁、氧化亚铁、氧化锆	
EndoSequence, RRM, RRP	Brasseler, Savannah, GA, USA	氧化锆、硅酸钙、氧化钽、磷酸二氢钙、充填剂和增稠剂	固化时间为（61.1±2.5）分钟，最终固化时间为（209±10）分钟
TotalFill, RRM, RRP	FKG Dentaire, La-Chaux-De-Fonds, Switzerland	氧化锆、硅酸钙、氧化钽、磷酸钙、充填剂和增稠剂	固化时间为（61.1±2.5）分钟，最终固化时间为（209±10）分钟
NeoMTA plus	Avalon biomed Inc., Bradenton, FL, USA	硅酸三钙、硅酸二钙、钽铁矿、硫酸钙和二氧化硅	膏状时，固化时间为50~60分钟；稠度较稀时，固化时间为5小时
Quick-set	Avalon biomed Inc., Bradenton, FL, USA, patent pending	铝酸二氢钙粉末，包含氧化铋（显影剂）和羟基磷灰石	12分钟
iRoot FS（快速固化） iRoot BP（注射剂型） iRootBP plus（膏剂）	Innovative BioCeramix Inc., Vancouver, Canada	iRoot FS：硅酸钙、氧化锆、氧化钽和过磷酸钙 iRoot BP（Bio-Ceramix Inc.）与EndoSequence BC sealer（BrasselerUSA）具有同样的成分：氧化锆、硅酸钙、氧化钽、磷酸钙、充填剂和增稠剂	iRoot FS：固化时间为1小时 iRoot BP和iRoot BP Plus：固化时间为5~7天
Tech biosealer capping, tech biosealer root end, tech biosealer apex	Isasan, Como, Italy	白色CEM、硫酸钙、氯化钙、氧化铋及蒙脱石混合物	不同类型材料的最终固化时间不同。Tech biosealer-capping最终固化时间为55分钟

表6.3　用作根管封闭剂的亲水性水门汀

商品名	制造商	成分	固化时间
BioRoot RCS（根管封闭剂）	Septodont, Saint-Maur-desFosses Cedex, France	硅酸三钙、氧化锆（显影剂）、粉末赋形剂、氯化钙和水溶液赋形剂	<4小时
Endosequence BC（生物陶瓷）封闭剂	Brasseler, Savannah, GA, USA	氧化锆、硅酸钙、磷酸二氢钙、氢氧化钙、充填剂和增稠剂	按照ISO6876:2001标准，固化时间为4小时。当根管非常干燥时，固化时间>10小时
TotalFill（生物陶瓷封闭剂）	FKG Dentaire, La-Chaux-De-Fonds, Switzerland	氧化锆、硅酸钙、磷酸二氢钙、氢氧化钙、充填剂和增稠剂	按照ISO6876:2001标准，固化时间为4小时。当根管非常干燥时，固化时间>10小时
iRoot SP（封闭剂）	Innovative BioCeramix Inc., Vancouver, Canada	iRoot SP：氧化锆、硅酸钙、磷酸钙、氢氧化钙、充填剂和增稠剂	4小时
Tech biosealer Endo	Isasan, Como, Italy	白色CEM、硫酸钙、氯化钙、氧化铋、蒙脱石混合物	最终固化时间为77分钟
EndoSeal MTA	Maruchi, Wonju, Korea	硅酸钙、铝酸钙、铝铁酸钙、硫酸钙、显影剂和增稠剂	12.31分钟
MTA Fillapex	Angelus Industria de Produtos Odontologicos S/A, Londrina, Brazil	MTA根管封闭剂，含二氧化硅纳米颗粒	固化时间为19.3分钟，干燥条件下无法固化
TheraCal LC（光固化）	Bisco Inc., Schaumburg, IL, USA	氧化钙、玻璃锶、气相二氧化硅、硫酸钡、锆酸钡、Ⅲ型波特兰水门汀、含Bis-GMA（双酚A-甲基丙烯酸缩水甘油酯）与PEGDMA（聚乙二醇二甲基-丙烯酸酯）的树脂	由于采用光固化技术，固化时间为0.3分钟

保持长久的封闭效果[66]。亲水性水门汀在固化过程中pH>12，这是因为水合反应中产生氢氧化钙，后者分解为钙离子和羟基离子[66-67,110,117]（图6.11a，b）。当亲水性水门汀没有完全固化时，具有良好的抗菌性[82,84]。当完全固化时，则具有生物相容性，甚至具有生物活性[84-95]。此外，当亲水性水门汀与组织液接触时，会产生氢氧化钙，氢氧化钙继续与组织液中的磷酸盐发生反应，最终形成羟基磷灰石[66]（图6.11c），表明这种材料具有一定的组织诱导性[66]。基于以上特性，亲水性水

门汀目前已成为盖髓术、牙髓切除术、穿孔修复术、根尖诱导成形术的首选材料，一些用作根管封闭剂的亲水性水门汀也越来越受医生欢迎[58,62,66]。

6.6.4　亲水性水门汀的特性

目前已有超过90篇与亲水性水门汀相关的研究在国际期刊上发表[83-119]。绝大多数研究表明，亲水性水门汀作为一种生物陶瓷材料，其性能与MTA相似。

图6.11 （a，b）生物陶瓷材料与水接触发生水合反应，产生氢氧化钙。（c）生物陶材料发生沉淀反应，产生氢氧化钙，并与组织液中的磷酸盐相互作用，形成羟基磷灰石。

· 水合反应 (a, b)

$$2[3CaO \cdot SiO_2] + 6H_2O \rightarrow 3CaO \cdot 2SiO_2 \cdot 3H_2O + 3Ca(OH)_2 \quad (a)$$

$$2[2CaO \cdot SiO_2] + 4H_2O \rightarrow 3CaO \cdot 2SiO_2 \cdot 3H_2O + Ca(OH)_2 \quad (b)$$

· 沉淀反应 (c)

$$7Ca(OH)_2 + 3Ca(H_2PO_4)_2 \rightarrow Ca_{10}(PO_4)_6(OH)_2 + 12H_2O \quad (c)$$

6.6.4.1 生物相容性与细胞毒性

大量体外研究发现，亲水性水门汀的生物相容性、细胞毒性与MTA相似[83-94]。组织修复细胞可附着在该材料表面，并产生修复性组织[84]。亲水性水门汀封闭剂与AH Plus®（Dentsply-Maillefer）、TubiiSeal™（Kerr Endodontics）相比，其细胞毒性较低[83-84]。另外，有研究发现，亲水性水门汀与MTA、Geristore®（DenMat）相比，在固化6周后仍保持相对较低的细胞毒性[94]，使成骨样细胞的生物活性和碱性磷酸酶活性降低[95]。近期一项研究比较了亲水性水门汀和MTA作为根尖倒充填材料的效果，结果显示前者略优于后者，这可能是因为亲水性水门汀具有良好的操作性[96]。

6.6.4.2 pH与抗菌性

亲水性水门汀在固化时pH为12.7，与氢氧化钙类似，具有抗菌性[97]。亲水性水门汀封闭剂的pH明显高于AH Plus，且持续时间更长[98]。其碱性pH有助于清除、抑制粪肠杆菌等细菌微生物。一项体外研究发现，在模拟牙根吸收模型中，尽管EndoSequence封闭剂的pH低于白色MTA[97]，但是其抗菌效果与MTA相似[98]。

6.6.4.3 生物活性

当MTA与EndoSequence膏剂暴露于磷酸盐缓冲液（PBS）时，会逐渐形成羟基磷灰石晶体，这表明亲水性水门汀具有生物活性[99-100]。iRoot SP与MTA Fillapex（一种根管封闭剂，含有水杨酸树脂）相比，具有相对较低的细胞毒性以及更佳的细胞活性[100]。EndoSequence封闭剂与AH Plus相比，具有更高的pH，可释放更多的Ca²⁺[98]，但与Biodentine和白色MTA相比，其释放的Ca²⁺相对较少[100]。

6.6.4.4 粘接强度

iRoot SP与AH Plus的粘接强度相似，优于EndoREZ（Ultradent）和Sealapex™（Kerr Endodontics）[101]。然而也有研究认为，iRoot SP与AH Plus、Epiphany®、MTA Fillapex相比，其与根管壁牙本质的粘接强度更高，且与湿度无关[102]。在推出实验中，其表现与AH Plus相似，优于MTA Fillapex[103]。当iRoot SP与自粘接树脂水门汀联合使用时，不会影响纤维桩的粘接强度[104]。此外，EndoSequence封闭剂与AH Plus具有相似的粘接强度，去除玷污层对两者的粘接强度不会产生显著影响[105]。一项体外研究发现，根管内磷酸盐缓冲液存在与否会影响EndoSequence封闭剂与牙胶的粘接强度。当根管内存在磷酸盐缓冲液时，其粘接强度会在充填1周时增强，但是2个月后并没有明显差异[106]。需要注意的是，以上研究中，粘接强度的数值很低，因此其临床意义有待进一步研究。

6.6.4.5　抗折性

体外实验证实，iRoot SP用于根管充填可增强牙根的抗折性[107]。此外，当iRoot SP用于充填未发育成熟的牙根时，可增强其抗折性，AH Plus、EndoSequence封闭剂与MTA Fillapex则可增强已发育成熟牙根的抗折性[108]。在单根前磨牙的根管充填中，AH Plus、EndoSequence封闭剂也会取得相似的效果[109]。

6.6.4.6　封闭性

当iRoot SP用于单尖充填或热牙胶连续波充填时，其封闭性与AH Plus用于热牙胶连续波充填时相似[110]。近期一项研究认为，EndoSequence封闭剂与灰色MTA相比，封闭性更佳[111]。

6.6.4.7　溶解性

一般认为，Ca^{2+}的释放水平与材料的溶解度和表面稳定性相关。一项体外研究发现，iRoot SP、MTA Fillapex、Sealapex与MTA-Angelus都可以释放较高水平的Ca^{2+}，AH Plus则不会释放Ca^{2+}[112]。然而，该研究是按照ANSI/ADA第57条规定对以上各种材料进行测试的。需要注意的是，该规定并不适用于预混合亲水性水门汀。这可能是该研究结果与体内研究结果并不一致的原因。

6.6.4.8　再治疗难度

一项离体牙研究比较了手用器械和ProTaper Universal再治疗器械去除EndoSequence封闭剂和AH Plus的效果[113]。然而以上技术均不能将两种材料从根管中完全清除[114]。目前尚无一种再治疗技术可以完全清除椭圆形根管中的牙胶/iRoot SP封闭剂[115]。

6.6.5　亲水性水门汀：一种理想的微创根管充填材料

目前根管预备技术的发展趋势是减少冠部预备锥度，以尽量保存颈周牙本质。然而从技术角度看，这种改变会增加根管充填难度[1-2]。尽管在微创根管预备过程中，目前的根管冲洗技术似乎能够有效清理根管中上段[120]，但这种改良后的根管预备技术可能会影响热牙胶根管充填技术的效果。传统观点认为，大锥度预备后的根管适用于经典的热牙胶垂直加压充填技术或连续波充填技术[121]，携热器和垂直加压充填器械需距离工作长度4~5mm，才能产生适当的根向与侧向压力。此外，在微创根管预备过程中，除了较为保守的冠方通路和小锥度预备外，还需要充足预备根尖，以确保根尖区域的有效清理和消毒。这也可能影响热携带器/充填器顺利进入根尖1/3，从而降低热牙胶充填技术的效率。再者，对于微创预备后的根管，即使使用固核载体充填技术也会受到同样的临床限制。

亲水性水门汀的以下特性，使其适用于充填微创预备后的根管：

1. 亲水性。牙本质小管液有助于亲水性水门汀固化，然而根管潮湿环境会影响疏水性树脂封闭剂固化及其性能。

2. 抗菌性。亲水性水门汀未完全固化时，pH可维持在12以上，其抗菌性与氢氧化钙相似。亲水性水门汀的固化有赖于根管潮湿环境，不同环境下会影响其固化速度。由于亲水性水门汀未固化时可维持较高水平的pH，因此延迟固化有利于维持其抗菌性。

3. 固化时略微膨胀，固化后不溶于组织液。

4. 可与表面涂覆生物陶瓷纳米粒子的牙胶尖联合使用，有助于减少封闭剂与牙胶之间的空隙，并加强其封闭效果。

5. 在传统根管充填技术中，由于封闭剂固化时收缩，因此需要通过冷侧方加压或热垂直加压，以尽量减少封闭剂厚度。亲水性水门汀固化时会略微膨胀，固化后不溶解，因此一定厚度的亲水性水门汀不会影响根管封闭性，不需要进行加压。

综上所述，亲水性水门汀固化时不收缩、固化后不溶于组织液，因此能改变传统根管充填理念。在传统根管充填过程中，为弥补封闭剂的缺陷，减少根管中封闭剂的量，需要用牙胶占据绝大部分的根管腔。事实上，如果可以将亲水性水门汀均匀地送入根管，可能不需要核心材料。在这种情况下，牙胶尖的作用仅限于输送亲水性水门汀，而亲水性水门汀才是根管充填的主要部分。

6.6.6　亲水性水门汀在根管充填中的应用

近年来，亲水性水门汀常与单尖充填技术[122]联合使用，在临床中的应用日益广泛。在单尖充填中，亲水性封闭剂具有一定的厚度，作为主要的根管充填材料。更重要的是，根管充填器不需要达到距离工作长度4~5mm处，因此医生可以按照更微创的治疗方案处理根管，保持牙根抗折性。当根管预备锥度较小时，牙胶尖的作用是作为根管充填器，将封闭剂挤压到不规则的根管解剖结构或侧副根管中，通常可得到与经典的热牙胶充填技术相似的影像学表现（图6.12~图6.14）。因此，亲水性水门汀与单尖充填技术配合使用是一种理想的微创充填方法（图6.15）。

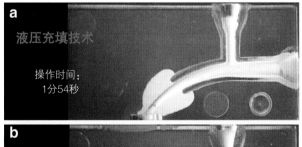
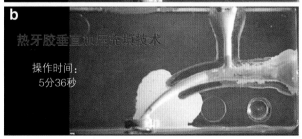

图6.12　使用液压充填技术（a）和热牙胶垂直加压充填技术（b）充填模拟根管。前者（a）的操作时间约是后者（b）的1/3（图片由Allen Ali Nasseh博士提供）。

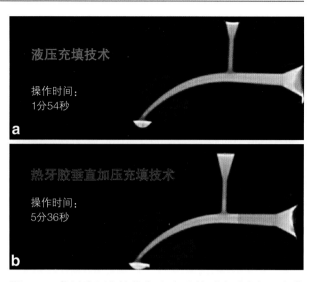

图6.13　使用液压充填技术（a）和热牙胶垂直加压充填技术（b）充填模拟根管，并评估根管充填后的射线阻射性，发现两者之间没有明显差异（图片由Allen Ali Nasseh博士提供）。

由于根管中上段形态不规则，并且亲水性水门汀配合牙胶充填根管时不需要加压至根管下段，因此亲水性水门汀可与一种改良的热牙胶充填技术（暖牙胶充填技术）配合使用，既能发挥热垂直加压技术充填不规则根管解剖结构的优势，又不会因为高温高压而影响封闭剂的厚度与性能，尤其是在解剖结构最为精细的根尖1/3处（图6.16和图6.17）。这种改良技术的目的是使用最小号携热器，设置较低的温度，在尽可能短的操作时间内将根管充填材料加压至根管中段或距离工作长度≤8mm处（图6.18）。该技术可获得类似"香槟酒软木塞"效应，通过牙胶尖的机械挤压作用，使封闭剂进入根尖1/3，并向侧方流动。同时，由于携热器仅加热牙胶尖冠部，热量不会传导至根尖1/3处的封闭剂，因此不影响封闭剂性能。该技术只需将垂直充填器加压至根中1/3，因此适用于充填微创开髓、预备的病例。

医生在操作时必须控制导入根管中的封闭剂的量。应使用适量封闭剂，避免过多封闭剂超出根尖孔、进入根尖周组织。封闭剂注射针头不要超过根管冠、中1/3交界处（图6.16b和图6.17a）。由于亲水性水门汀的颗粒尺寸较小（<2μm），比传

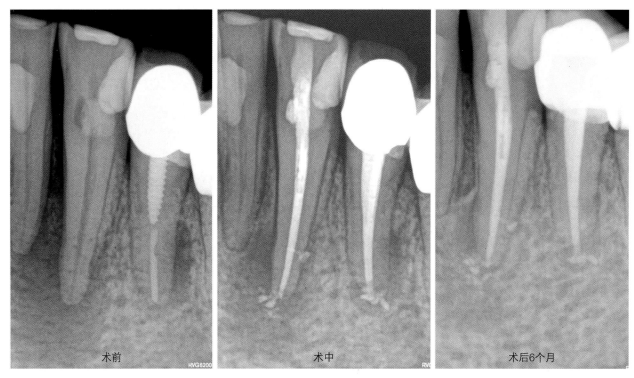

术前   术中   术后6个月

图6.14 该临床病例使用液压充填技术充填根管。

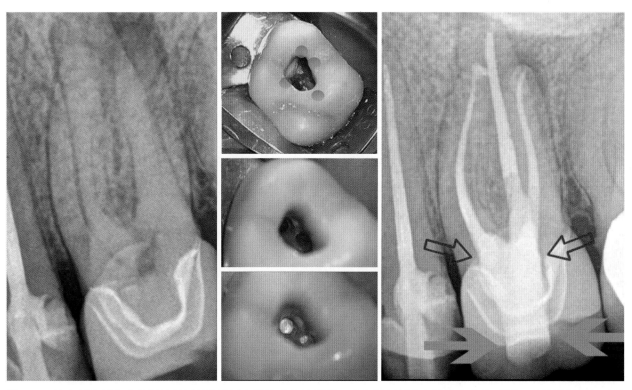

图6.15 该病例使用亲水性根管封闭剂和液压充填技术充填根管。以上封闭剂和充填技术非常适用于充填微创预备后的根管。

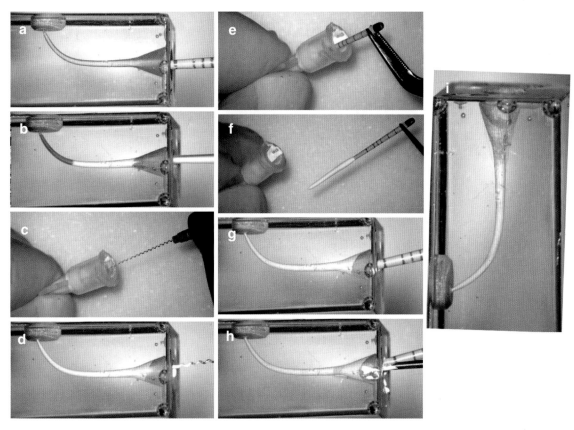

图6.16 使用亲水性根管封闭剂充填透明树脂块中的模拟根管。（a）试主牙胶尖。（b）将亲水性根管封闭剂注入根管。（c）使用螺旋输送器蘸取注射针头内剩余的封闭剂。（d）使用螺旋输送器将封闭剂送入根管。（e，f）牙胶尖尖端蘸取薄层封闭剂。（g）将牙胶尖放入根管，达到工作长度。（h）使用携带器切断牙胶尖冠部。（i）根管充填完成后。

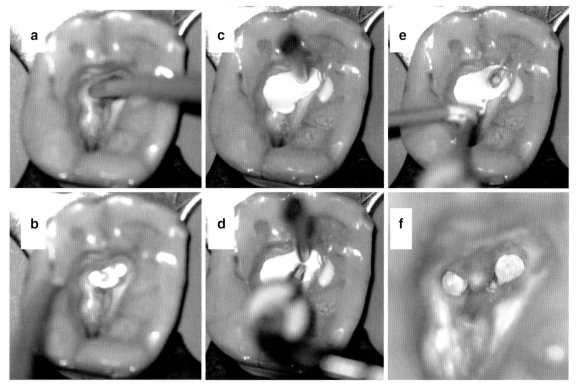

图6.17 使用液压充填技术和亲水性根管封闭剂充填上颌第一磨牙。（a，b）将亲水性根管封闭剂注入根管。（c）将牙胶尖放入根管，达到工作长度。（d，e）使用携热器切断牙胶尖冠部。（f）根管充填完成后。

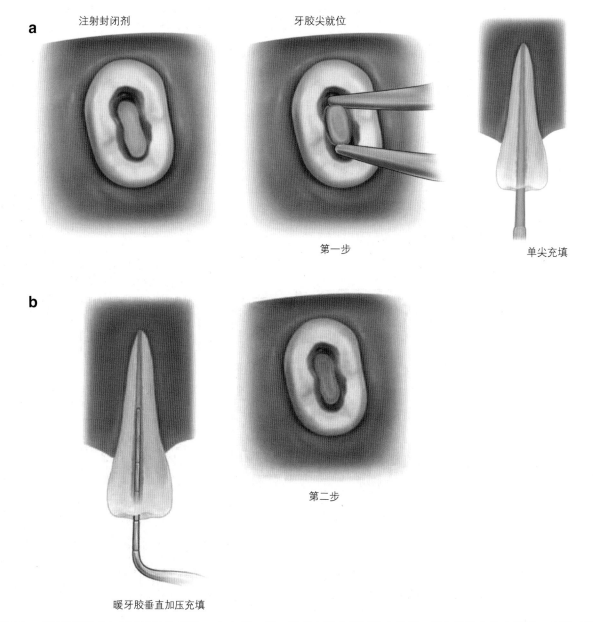

图6.18   "暖牙胶垂直加压充填法"图示。（a）第一步：将亲水性水门汀注入根管，将主牙胶尖放入根管，达到工作长度。（b）第二步：将携热器设置为中等温度，将牙胶尖加热加压至根管中段。

统树脂封闭剂更具流动性，因此临床操作前需要一定程度的练习。牙胶尖（表面涂覆生物陶瓷纳米颗粒的牙胶尖最为理想）必须与根管预备的锥度相匹配（图6.16a）。与传统根管充填技术（旨在增加根管中牙胶的量，从而减少封闭剂的量）不同的是，牙胶尖的作用是将水硬性水门汀导入根尖1/3（牙胶作为封闭剂的输送器），使封闭剂进入根管的不规则结构和侧副根管中，从而减

少使用针头注射而不使用牙胶尖输送封闭剂所形成的空隙。亲水性水门汀具有生物活性，可以与牙本质粘接，从而达到良好的根尖封闭效果。此外，牙胶还将成为桩道预备与再治疗的通道。

根据根管的根尖区形态（圆形或卵圆形）及其与主牙胶的贴合情况，可以使用主尖锉蘸取适量封闭剂，以逆时针方向将封闭剂输送至根尖。主牙胶尖涂覆薄层封闭剂，然后缓慢地将其放入

根尖区，以避免空气滞留或过多的封闭剂挤出根尖孔。在根管口处使用携热器烫断牙胶尖，或为后续桩道预备保留通道，继续将牙胶尖烫断至根管中上段（图6.16h和图6.17d）。

在根管治疗过程中，每步都是成功的关键。然而，如果治疗后无法取得恰当的生物学结果，治疗最终都会失败。传统根管封闭剂固化后收缩、性质不稳定，因此需要通过加压充填技术尽量减少封闭剂的量。从生物学角度来看，微创预备后的根管，要求根管充填材料贴合根管内部结构，与牙本质粘接，确保长久的封闭效果。

使用亲水性水门汀充填根管时，需要注意以下事项：亲水性水门汀需要与根管内的水分发生反应才能固化，因此不建议使用溶剂或酒精干燥根管[123-124]。此外，携热器温度超过200℃可能会使封闭剂过度干燥，变成粉末状，破坏其理化特性[125-126]。因此，建议采用单尖充填法或使用上述改良的热牙胶垂直加压充填技术。

近年来，厂家推出了一种可耐受高温的新型亲水性水门汀（BC Sealer HiFlow™，Brasseler）。当加热超过200℃时，该材料的黏度降低。尽管目前与该材料相关的文献较少，但临床使用时发现，该材料在高温状态下不会变干。

6.7 牙科手术显微镜在微创根管充填中的作用

牙科手术显微镜有助于医生精细地完成根管治疗的所有操作（从开髓到三维充填）（图6.19）。

医生可以通过多种方法、材料和器械来完成根管再治疗。研究发现，65%的再治疗病例因根

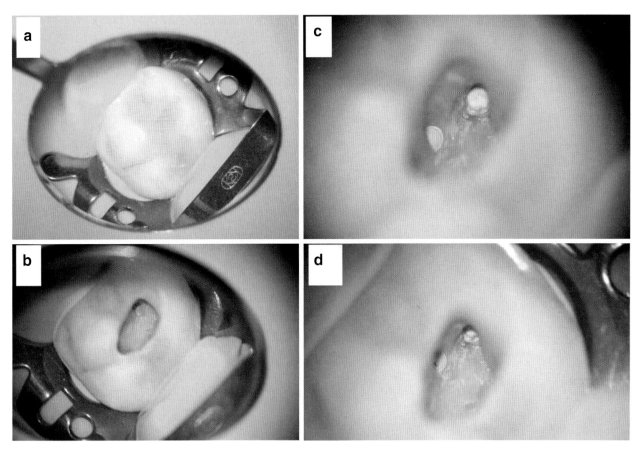

图6.19 在牙科手术显微镜辅助下，进行微创开髓（a，b）与微创根管预备（c，d）。

管充填质量较差而失败。根管再治疗过程中，牙科手术显微镜有助于医生成功地完成根管预备和充填。

在牙科手术显微镜的辅助下，医生可以微创地完成所有高精度操作，避免过度去除健康牙体组织，预防牙体折裂、微裂纹以及冠方渗漏的形成，这也是根管再治疗成功的必要条件（图6.20）。

在根管充填阶段，医生在牙科手术显微镜的辅助下可以避免由于根管清理、成形不当（比如台阶形成、根管穿孔、工作长度确定错误、根管预备不足或过度预备）所导致的根管充填失误，避免根管充填材料进入根尖周组织，并且使封闭剂、牙胶进入根管峡区以及其他不规则区域，从而实现三维根管充填。此外，如果根管欠充并非

根管清理、成形不当所致，医生应及时发现问题并进行补救。

6.8   结论

根管充填一直是根管治疗中最薄弱的环节，使根管治疗的成功过于依赖冠部充填质量。传统根管封闭剂存在固化时收缩、固化后性质不稳定等缺陷，因此需要大锥度预备根管及加压充填，从而尽可能地减少根管中封闭剂的量。在很多病例中，大锥度预备会过度去除根管中上段牙本质，降低牙根抗折性。亲水性水门汀固化时不会收缩，固化后也不溶于组织液，可作为根管充填的主体材料，而牙胶的作用仅限于将封闭剂输送至根管的不规则解剖结构中。因此，医生在控制

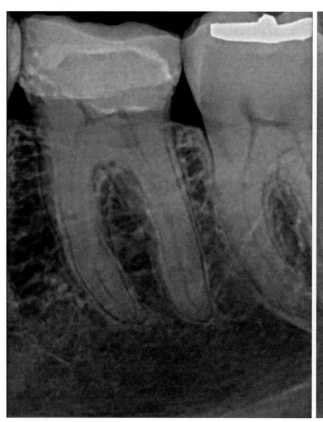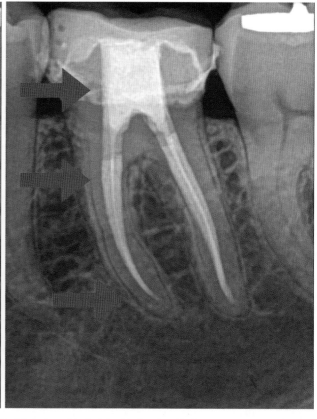

图6.20　微创开髓与微创根管预备的优点是避免过度去除健康牙体组织，从而预防牙根折裂、微裂纹和冠方渗漏的产生。该病例中，下颌第一磨牙完成微创根管预备、成形和充填。

微生物感染时不需要去除过多健康牙本质，可为后续修复保留更多的牙体组织。用小锥度镍钛器械预备根管，然后用亲水性水门汀充填根管，符合微创根管治疗理念。

总之，在根管治疗过程中，医生可以选择各种不同的技术。小锥度镍钛器械可用于微创预备根管，从而保留颈周牙本质，亲水性水门汀可用于充填微创预备后的根管。在牙科手术显微镜的辅助下，医生可以精细地控制过程，同时避免材料进入根尖周组织，取得良好的根管封闭效果。理想的根管充填及冠方封闭有助于提高根管治疗的成功率。

第7章 微创根管再治疗与根管外科技术

Minimally Invasive Approach to Endodontic Retreatment and Surgical Endodontics

Mario Zuolo, Leandro Pereira

目录

M. Zuolo (✉)
Endodontics, Faculdade de Odontologia da APCD – FAOA, São Paulo, SP, Brazil

L. Pereira
Endodontics, Blantus Endodontic Center, Campinas, SP, Brazil

7.1 根管再治疗

微创根管再治疗这一概念本身就自相矛盾，针对同一颗牙齿如何能够微创地进行再次治疗？

© Springer Nature Switzerland AG 2021
G. Plotino (ed.), *Minimally Invasive Approaches in Endodontic Practice*,
https://doi.org/10.1007/978-3-030-45866-9_7

本章将讨论如何提高常规根管再治疗（包括纠正既往失误、错误的操作）及根管外科手术的成功率；在彻底去除初次治疗失败病因的同时，如何最大限度地保存健康牙体组织。

本章主要依据根管解剖学知识及三维影像学诊断来制订临床治疗方案。此外，本章所提供的临床操作将基于最新的循证依据和最先进的技术。

7.2　常规病例的再治疗

7.2.1　治疗计划

在大多数根管再治疗病例中，医生必须首先去除牙胶和封闭剂，然后进行再预备和再充填。充填材料的去除效果取决于其位置、长度和与根管壁的贴合程度[1]。因此，必须根据数字化X线影像和高分辨率CT扫描图像合理规划每个临床病例的治疗方案。

锥形束计算机断层扫描（CBCT）在牙髓病诊疗中的应用日益广泛。对于根管再治疗病例，CBCT不仅有助于正确诊断，还可以用于规划后续治疗方案。

CBCT可以提供以下信息：

- 病变是否存在及其与牙根和邻近解剖结构的关系（图7.1）。
- 是否存在牙根吸收或操作失误（图7.2）。
- 根管充填材料的位置、长度及其与邻近解剖结构的关系（图7.3）。
- 是否遗漏根管并存在其他解剖变异（图7.4）。

7.2.2　根管再治疗入路

在根管再治疗中，髓腔入路的大小并不是特别重要的考量因素。这是因为既往充填体、龋病或各种类型的修复体已改变牙冠解剖结构，并且大多数完成再治疗的后牙需要牙尖覆盖或全冠修复。医生需要在放大照明设备的辅助下，使用超

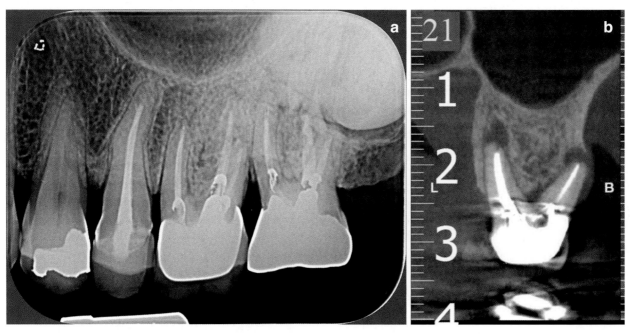

图7.1　该患者左上颌第一磨牙和第二磨牙在进行修复治疗前，对根管治疗情况进行评估。（a）术前根尖片。（b）上颌第一磨牙的CBCT矢状位影像显示腭根和远颊根周围存在骨吸收，并且累及根分叉区域。（c）上颌第二磨牙的CBCT矢状位影像显示根尖区存在骨吸收，牙根与阻生的第三磨牙接触。（d）CBCT轴位影像显示上颌第二磨牙根中1/3周围存在骨吸收，腭侧皮质骨已破坏。

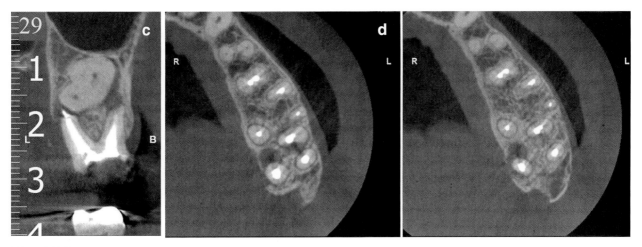

图7.1（续）

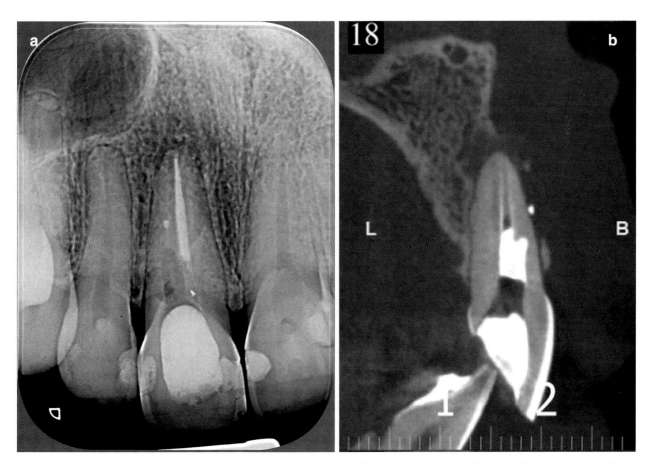

图7.2　转诊病例：右上颌中切牙拟行根管再治疗。初诊医生未能完全清除牙胶。（a）术前根尖片显示患牙根尖周存在小范围病变，可见根管偏移。（b）CBCT矢状位影像显示根管颊侧偏移，未见穿孔，皮质骨板开窗伴广泛骨吸收。（c）CBCT横断面影像显示患牙颈部存在牙根外吸收，吸收部位与根管相通。

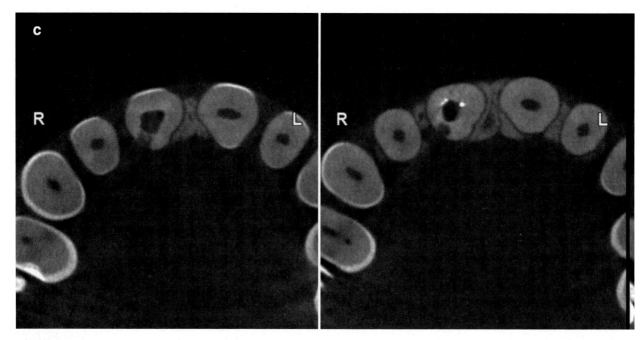

图7.2（续）

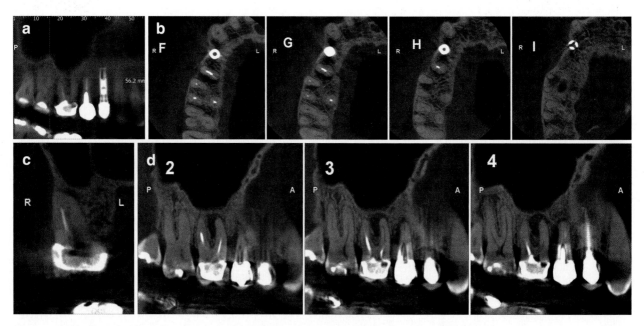

图7.3　尽管根管充填材料会产生伪影，但CBCT仍有助于术者了解根管系统解剖及根管充填情况。右上颌第一磨牙根管再治疗前使用CBCT进行术前评估。（a）矢状位影像。（b）距根尖3mm、2mm、1mm和0mm的横断面影像。（c）近颊根冠状位影像显示患牙MB2存在独立根尖孔。（d）颊根的矢状位影像。

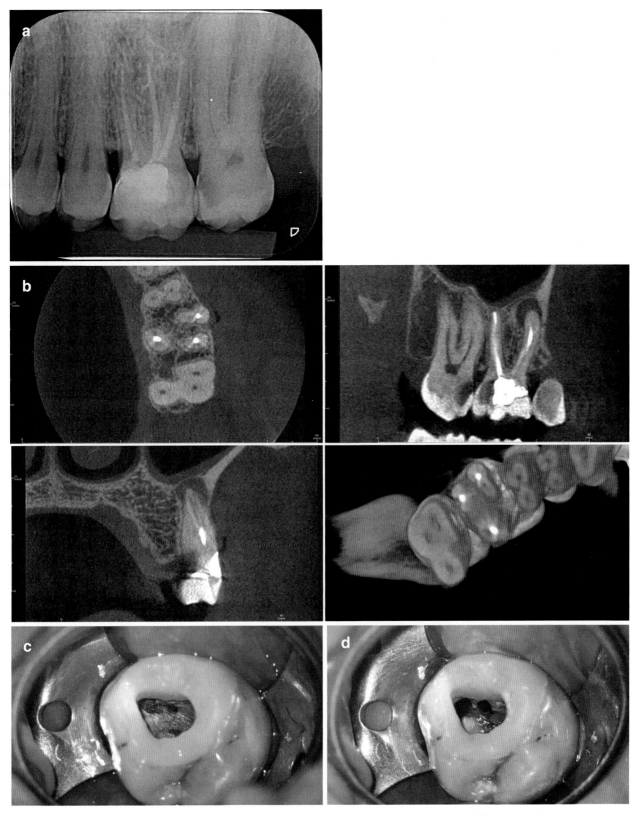

图7.4　左上颌第一磨牙遗漏MB2，拟行再治疗。（a）术前根尖片。（b）CBCT显示患牙遗漏MB2，伴根尖周病变。（c）髓底照片显示近颊根管口。（d）MB1和MB2充填前照片。（e）根管再治疗完成后拍摄的根尖片。（f）随访3年后拍摄的根尖片。

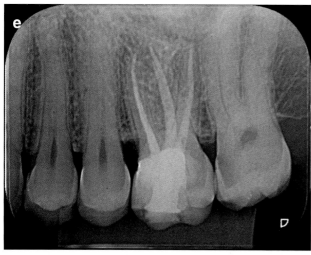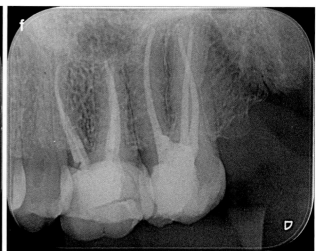

图7.4（续）

声工作尖修整髓腔，并去除影响根管预备的各种障碍物。

此外，还需要考虑以下问题：

– 去除既往修复体。去除既往修复体、去净所有龋坏组织、检查是否存在裂纹。在根管再治疗病例中，裂纹的检出率非常高，可能会影响患牙预后。此外，裂纹的存在可能直接影响患牙的最终修复类型[2]（图7.5）。

– 根管遗漏。再治疗病例中，根管遗漏较为常见。医生需要充分了解牙根和根管系统解剖结构。CBCT有助于定位根管。

– 钙化根管。钙化根管在再治疗病例中也较为常见（图7.6）。熟悉根管解剖结构、掌握根管定位技术有助于疏通钙化根管。再治疗的成功率与根管钙化的部位、程度密切相关。临床上常见3种情况：髓腔部分或全部钙化、根管口钙化以及根管中上段钙化。

7.2.3 再治疗方案

7.2.3.1 去除根管充填材料

为清除根管系统中的牙胶、封闭剂等根管充填材料，大量技术和专用器械不断涌现[1]。

– 钻针。GG钻和P钻在早些年间较为流行，但由于不能有效地去除根管充填材料，特别是位于根管峡区中的根管充填材料，现在已很少使用。此外，这些钻针会加重既往治疗已形成的根管偏移。

– 溶剂。在临床中已广泛应用，有助于将根管锉插入充填材料。但这样会导致软化的牙胶团块不断被挤压到根管壁上，进一步污染牙本质[1]。因此，在根管再治疗期间应避免使用溶剂。必要时，溶剂应仅限于根尖区牙胶的去除。

– 超声工作尖。可有效去除根管中的牙胶和封闭剂，有助于清洁根管和去除碎屑（图7.7）。

– 根管再治疗专用器械。目前市面上的一些手动或机动器械可提高充填材料的去除效率。Zuolo等[3]比较了往复式器械（Reciproc）、连续旋转器械（Mtwo）与手动器械去除根管充填材料的效果。结果表明，与手动和连续旋转器械相比，往复式器械的去除效率更高、效果更佳。其他一些研究也证实，在根管再治疗中，往复运动系统可以安全、有效地去除牙胶和封闭剂[4-8]。

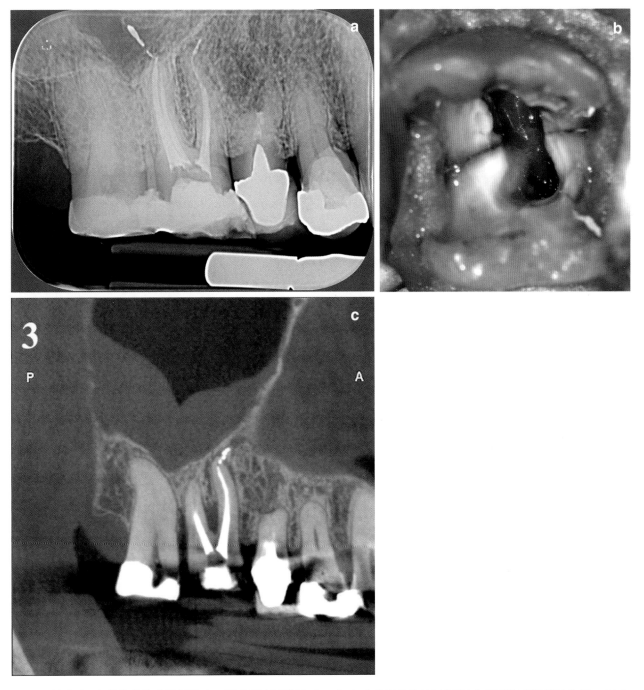

图7.5 该患者2个月前曾接受根管治疗，因咀嚼疼转诊治疗。（a）术前根尖片显示患牙3个根管的充填质量良好。（b）完全去除修复体后，髓腔内可观察到明显的裂纹。（c）CBCT显示患牙根分叉区域及远中存在与裂纹相关的骨吸收。

7.2.3.2 确定工作长度

工作长度的确定是根管再治疗中最具争议的话题之一，在不同的治疗理念和流派之间迸发了激烈讨论。根尖区的复杂解剖结构和根尖周组织的炎症反应是导致分歧的根本原因。在根尖周炎病例中，根管全长（包括根尖部分）都可以观察到细菌生物膜的存在[9]，因此从逻辑上讲，根管预备和冲洗的止点应位于根尖孔附近（图7.8）。一些研究人员和医生主张预备至根尖孔（扩大或不扩大根源码孔），并且充填至距离根尖止点1～2mm的位置[10-11]。

使用目前最先进的电子定位仪可精确定位根

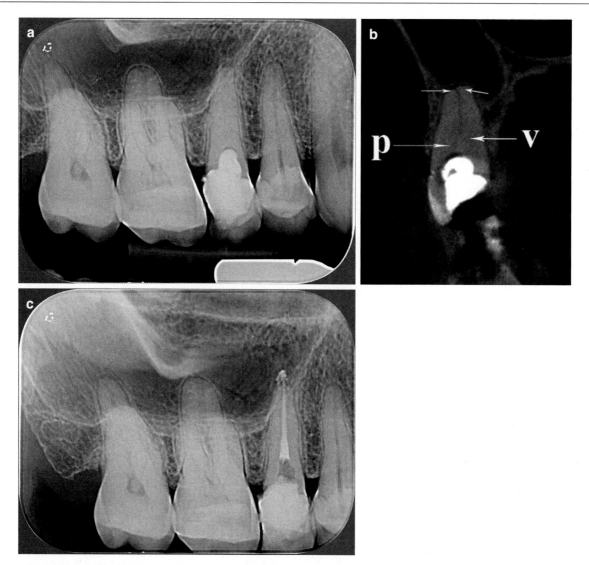

图7.6　该患者右上颌第二前磨牙因根管钙化、无法疏通而转诊。（a）根尖片显示患牙颈部牙本质被大量破坏，根管钙化。（b）CBCT矢状位影像显示患牙腭侧根管与颊侧根管在根中段融合。（c）疏通钙化根管，治疗完成后拍摄的根尖片。

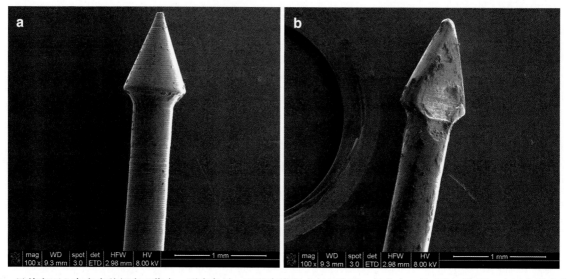

图7.7　目前市面上存在多种超声工作尖，形态各异，可呈直线形或存在角度；其大小、长度各不相同，表面光滑或存在金刚砂涂层；还有专用于去除牙胶的超声工作尖，例如（a）Clearsonic™和（b）Flatsonic™（图片由Helse-Brasil提供）。

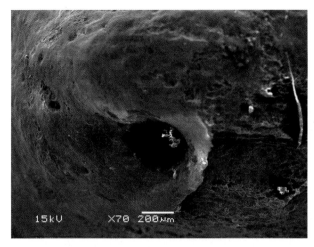

图7.8 扫描电镜图像显示根管锉尖端位于根尖孔附近（该图像由FOP-UNICAMP牙髓病科提供）。

尖孔，有助于根管再治疗中遵循根管解剖结构，从而改善预后[12]。需要注意的是，根管预备和充填应始终局限于根管内，避免刺激根尖周组织，这样更有利于组织的修复与愈合[1]。

7.2.3.3 根管预备

在根管再治疗中，推荐使用根向预备技术，首先去除充填材料、预备根管中上段，再进行根尖区预备。

Wilcox和Van Surksum[13]，Wilcox和Swift[14]等研究了初次治疗和根管再治疗中使用逐步后退技术预备直根管和弯曲根管的效果。研究发现，根管再治疗后，根管通常会向与初次预备相同的方向进一步偏移。因此，在根管再治疗前，医生应充分了解根管三维解剖结构，尽量使器械和冲洗液清理初次治疗时未预备的根管区域。

根管再治疗过程中是否遵循根管原始解剖结构是非常重要的评估因素。近期研究表明，在根管再治疗病例中，使用往复运动器械可以安全地对根管系统进行重新预备。往复运动模式降低了穿孔、台阶等并发症的发生率，即使在重度弯曲根管中也没有造成明显的根尖偏移[15-16]。

主尖锉的选择应考虑根尖孔直径、解剖形态、根尖区感染等因素。Baugh和Wallace[17]认为，

使用大号器械进行根尖预备可更有效地减少细菌数量和碎屑，尤其是当不同牙齿的根尖孔初始直径差异很大时。再治疗病例常伴有根尖周病变，因此，使用大号器械预备根尖有助于根尖清理和消毒。大量研究证实，根尖预备号数越大，清理和消毒效果越好[18-22]（图7.9）。

7.2.4 临床治疗方案

目前还没有一种可以确保完全去除根管充填材料的再治疗方案。医生应将现有的技术、器械和材料结合起来，尽可能彻底去除根管充填材料，从而有效清洁和消毒根管[23]。

根管再治疗中常用的器械和材料包括：手用K锉、往复系统、超声工作尖、放大与照明设备、次氯酸钠、EDTA和生理盐水，以及用于活化冲洗液的声波或超声设备。

1. 探查并定位根管后，选择合适的超声工作尖去除根管口附近2~3mm的牙胶和封闭剂。

2. 交替使用次氯酸钠和EDTA冲洗液。使用声波或超声设备活化冲洗液，有助于清除碎屑。该冲洗方案应贯穿整个再治疗过程，特别是每次使用根管锉或超声工作尖之后。

3. 在去除根管冠1/3的牙胶后，可使用往复式单支锉，因其具有较高的切割效率，可以很容易地穿透充填材料，并具有良好的柔韧性可以顺应根管弯曲，所以无须制备光滑通路。预备手法采用≤3mm的小幅度提拉，直到距离原根管充填物的根尖1~2mm。每次使用后，均按照上述步骤清洁器械并冲洗根管。应尽量减少向侧方提刷根管壁，注意避开牙本质薄弱区域。

4. 用#10或#15K锉探查根尖1/3，尽量不使用溶剂。如果存在阻力，则使用1滴溶剂，以便于根尖探查，防止发生根管偏移和穿孔。使用溶剂后，冲洗并干燥根管，以去除根管壁上的软化牙胶，使用电子根尖定位仪确定工作长度。

5. 用生理盐水冲洗根管以去除碎屑。活化冲洗液

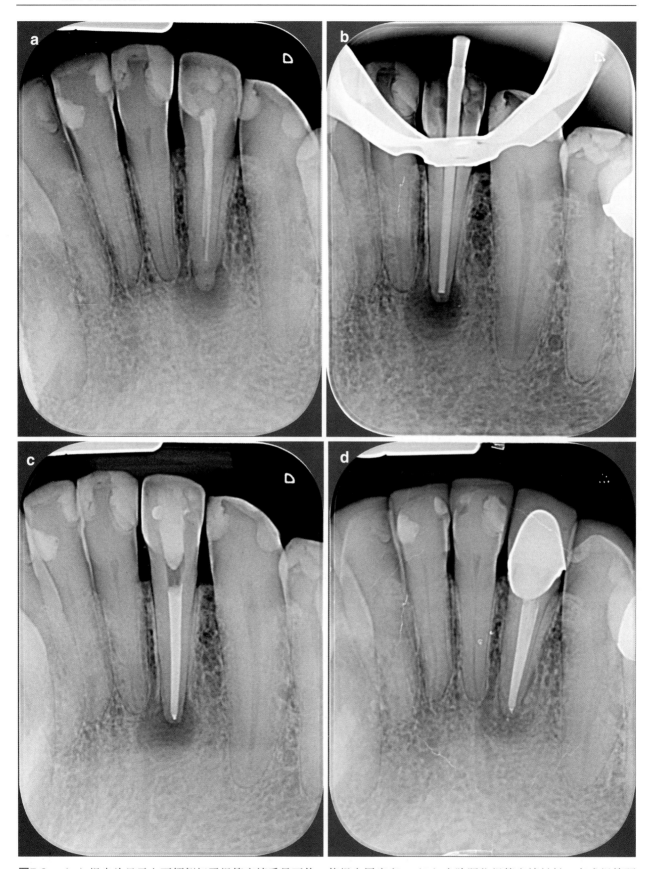

图7.9 （a）根尖片显示左下颌侧切牙根管充填质量不佳，伴根尖周病变。（b）去除既往根管充填材料，完成根管预备，试尖片显示根尖预备号数较大。（c）术后根尖片。（d）随访4年后拍摄的根尖片显示患牙根尖周病变范围明显缩小。

后，用细头吸引器干燥根管，以便在显微镜下观察根管峡区和器械未接触的区域。再次冲洗根管，保证器械始终在潮湿的环境中使用。

6. 使用#10和#15K锉按照工作长度疏通根管。

7. 使用往复式单支锉，在不加力的情况下使其达到工作长度。如遇阻力，使用小号器械回锉。

8. 根据根管解剖和初尖锉号数确定根尖预备号数。使用至少比初尖锉大3个号数的器械或第4章中介绍的"目测法"来预备根尖区。

9. 完成根尖预备后，应进行终末冲洗，用声波或超声活化冲洗液。

10. 用细头吸引器和纸尖干燥根管。

　　在某些再治疗病例中，如果CBCT显示根尖病变仅局限于某个牙根，可以考虑只对存在根尖病变的牙根进行再治疗[24]，对其他牙根进行观察随访，尤其当根管桩存在时，因为去除根管桩的过程中可能会削弱牙根或出现医源性失误（图7.10）。

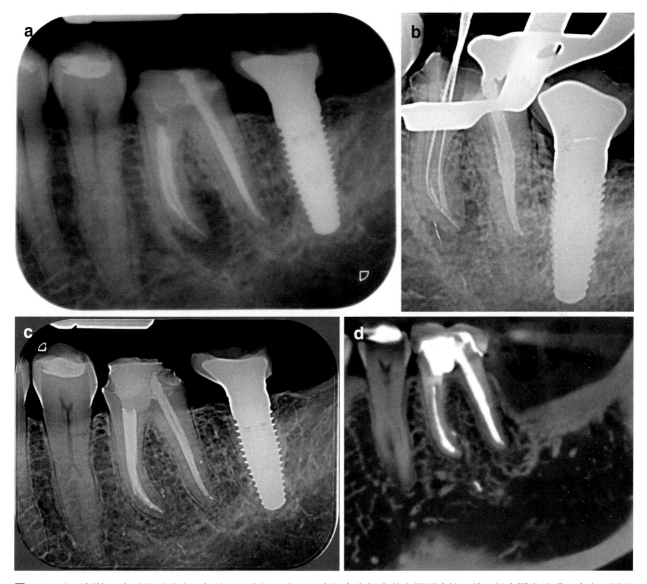

图7.10　左下颌第一磨牙的再治疗，仅处理近中根。由于远中根存在粗大的金属预成桩，并且根尖周未见明显病变，因此选择随访观察。（a）初始根尖片显示近中根尖周病变。（b）手锉疏通根管。（c）随访1年拍摄的根尖片显示根尖周病变范围明显缩小。（d）随访1年拍摄的CBCT影像。

7.3　非手术再治疗的微创理念

如前所述，对于非手术再治疗，"微创"一词似乎有些矛盾，然而再治疗的所有阶段都需要遵循这一理念，以避免再度损害既往治疗中已被破坏的牙齿。

医生应结合现有的技术、材料和器械，尽量微创地完成根管再治疗的每一个操作步骤，比如拆除固定桥、冠和根管桩（图7.11），处理遗漏或钙化根管，取出分离器械（图7.12），修补穿孔

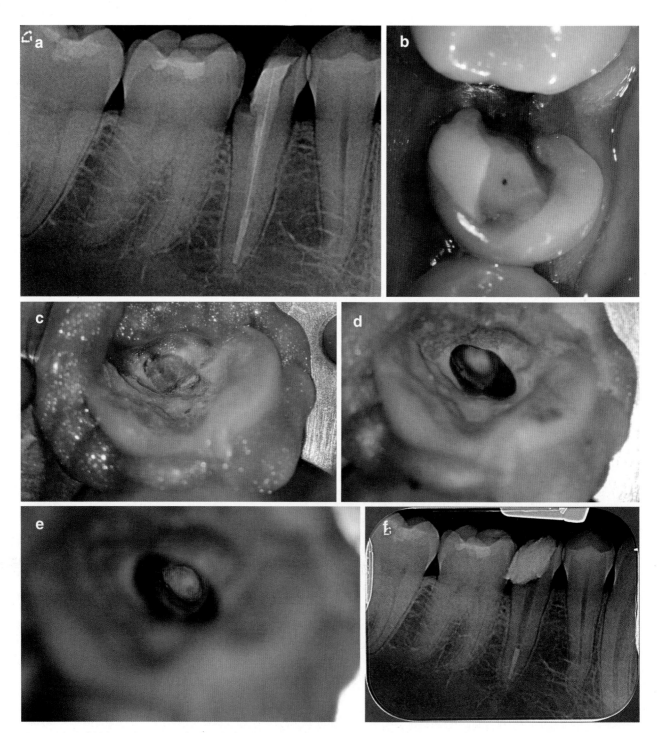

图7.11　纤维桩的去除。（a）术前根尖片显示纤维桩深达根尖1/3。（b）患牙口内照片。（c）去除树脂核后拍摄的照片。（d）去除纤维桩后拍摄的照片。（e）放大倍数较高的照片（×20），可见根管壁未被破坏。（f）去除纤维桩后拍摄的根尖片。

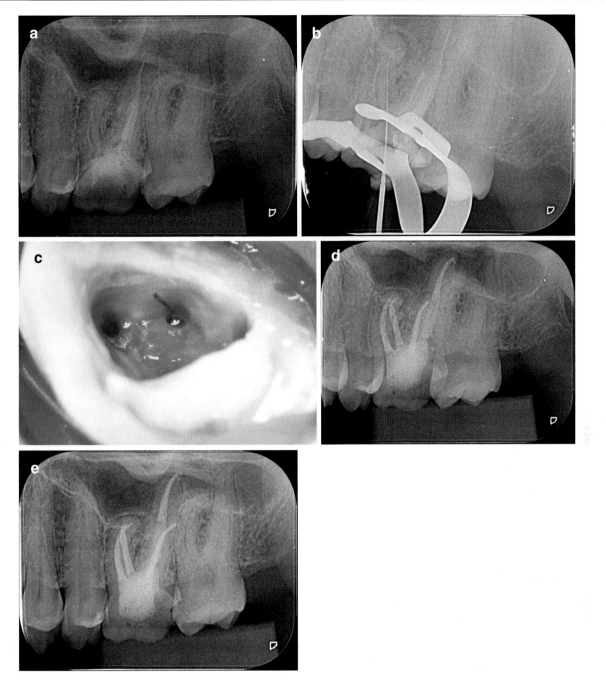

图7.12 分离器械的取出。（a）术前根尖片显示左上颌第一磨牙MB根管内可见分离器械。（b）使用小号手锉疏通根管，绕过分离器械，建立旁路。（c）分离器械已取出。（d）根管再治疗完成后拍摄的根尖片。（e）随访15个月拍摄的根尖片显示患者根尖周病变愈合。

（图7.13）或处理开放/吸收的根尖（图7.14）。

根管再治疗过程中，建议使用CBCT辅助诊断；利用牙科手术显微镜的放大和照明功能，进行更精确、微创的处理；使用比钻针更微创的超声工作尖；使用现代化的专业器械、材料。以上措施有助于降低治疗难度、提高根管再治疗的成功率。

7.4 非手术再治疗的预后

当适应证选择正确时，非手术再治疗的成功率超过85%，是初次根管治疗失败后首选的治疗方法[25-26]（图7.15）。非手术再治疗并没有特殊的禁忌证，其风险因素主要是牙体结构被严重破

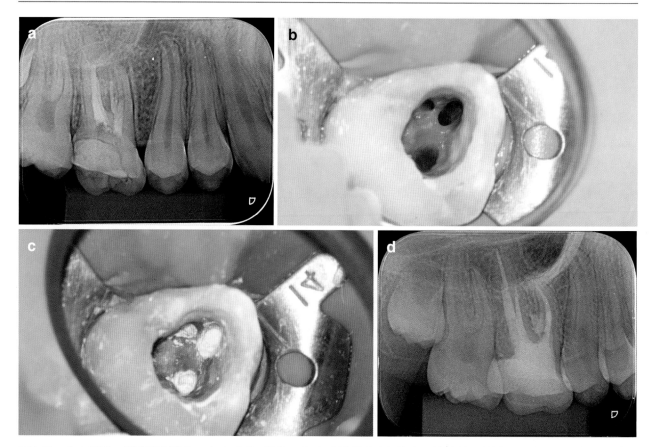

图7.13　右上颌第一磨牙髓底穿孔。（a）术前X线片。（b）去除髓腔及根管内充填材料后拍摄的照片。（c）使用MTA修补穿孔。（d）随访9个月拍摄的根尖片显示根分叉以及根尖周病变愈合。

坏，导致牙齿不能修复或牙根纵裂等。因此，在根管治疗/再治疗的所有步骤中都必须贯彻微创操作理念，以避免过度去除健康牙体组织，否则可能会导致牙齿因折裂而拔除。

在某些病例中，初次根管治疗中发生的一些医源性失误可能会改变根管原始解剖结构、影响再治疗效果[26]。这些病例可能符合显微根管外科的适应证。

7.5　显微根管外科

如前所述，根管再治疗的成功率很高，但并不是所有初次根管治疗失败的病例都能得到有效处理。因此对于某些病例，即便接受了高质量的根管再治疗，根尖周病变也可能持续存在（顽固性根尖周炎）。

根管再治疗失败的主要原因是根管消毒不彻底，这主要是由根管系统的复杂解剖结构造成的。

其他原因还包括根管外感染、真性囊肿、内源性产物（胆固醇晶体）或超出根尖孔的外源性牙科材料所引起的异物反应[27]。对于以上各种导致顽固性根尖周炎的病例，显微根管外科手术是一种微创且成功率非常高的技术（图7.16）。

自20世纪90年代以来，新的技术理念不断涌现（比如牙科手术显微镜、超声治疗设备、亲水性硅酸钙水门汀），使显微根管外科手术的成功率显著提高[28-29]。一项Meta分析认为，传统根管外科手术的成功率＜60%，然而得益于新的技术理念，显微根管外科手术的成功率高达90%，这是牙髓治疗的显著进步[30]。

在显微根管外科手术中，必须要保证术区良

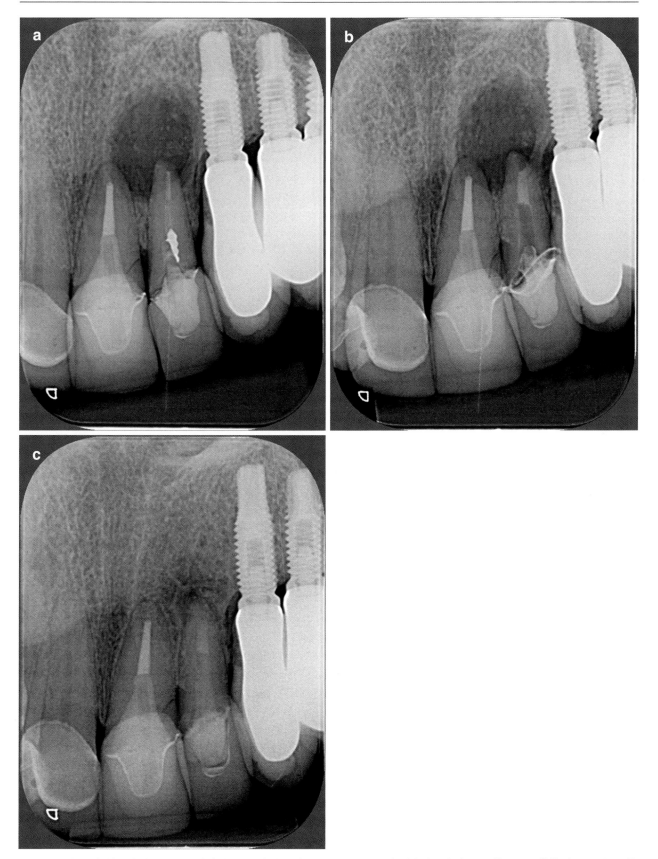

图7.14　（a）术前根尖片显示左上颌侧切牙根尖孔开放，可见大范围根尖周病变、折断的根管桩和根管偏移。（b）根管预备完成后使用MTA充填根管。（c）随访12个月拍摄的根尖片显示患牙已接受桩冠修复，根尖周病变愈合。

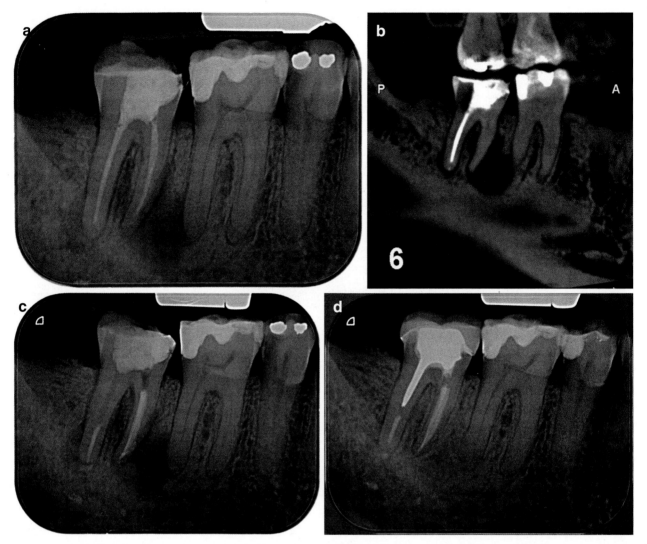

图7.15 右下颌第二磨牙再治疗。（a）术前根尖片。（b）CBCT矢状位影像显示患牙根尖周存在大范围病变。（c）完成再治疗和桩道预备。（d）随访12个月，根尖周病变范围明显缩小。

好的视野。放大辅助设备的主要优势是将肉眼看不到的解剖细节可视化，提高术者的操作精确度[31]。由于两个物体不能同时占据同一个位置，为了确保操作顺利，需要建立充足的根尖区入路，以便显微器械进入和移动。

因此，"显微手术"不能与"微创手术入路"相混淆，因为后者并不能提供充足的术区入路、良好的术野和适宜的操作环境。微创手术入路限制了术者的视野和临床操作，与过去20年来显微根管外科手术中使用的牙科手术显微镜所取得的显著进展背道而驰。

微创手术入路的建立主要基于临床经验，目的是在确保同样治疗效果的前提下，使手术更精准，减少操作时间、术后炎症反应，降低牙龈萎缩的风险。然而，其他牙科领域（比如阻生齿拔除）的一些研究已证实，微创手术入路不能提供充足的手术入路和视野，使外科操作和解剖结构的识别变得更加困难，增加手术时间。因此，微创手术入路反而会使患者的术后情况变得更糟[32-34]。

此外，过于微创的瓣膜设计和骨开窗可能给显微根管外科手术的操作过程和患者的术后恢复带来负面影响，原因如下：

- 瓣膜松弛度不足、张力增加，流向瓣膜边缘的血流减少，从而导致切口延迟愈合甚

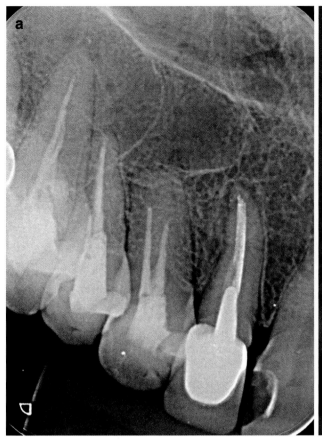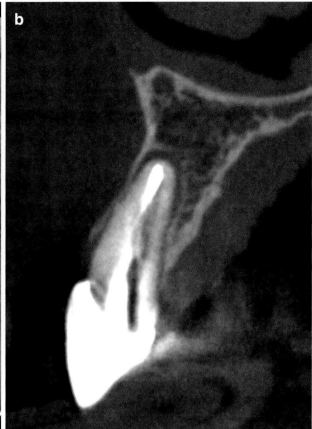

图7.16 （a）术前根尖片。（b）术前CBCT冠状位影像。

至瓣膜坏死。

- 术野受限，手术难度增加，精确度下降。
- 阻碍显微镜强大的同轴光源进入术野。
- 对于颊侧皮质骨板未被破坏的病例，增加骨开窗和根尖区的定位难度。
- 增加根尖搔刮难度，无法彻底去除根尖周病变。
- 不利于术区探查，影响根管中上段侧支或裂纹的识别与处理。
- 妨碍细微解剖结构的准确识别，以及根管治疗失败原因的探查。
- 限制或阻碍主根尖孔、额外根尖孔的定位，尤其是位于舌侧或腭侧的根尖孔。
- 妨碍倒预备时超声工作尖的正确放置与移动。

- 妨碍或限制倒预备过程中术区水量的控制。
- 影响倒充填材料的输送、放置和压实。
- 缝合之前，无张力瓣膜不能被动复位，不仅增加了缝合难度，在愈合初期还可能导致伤口裂开[35]。
- 延长手术时间，对患者造成更大的损伤，加重炎症反应、影响术后恢复。

因此，显微根管外科手术并不包括微创手术入路，而是在于良好的术野以及减少术中对宏观、微观结构的创伤。精细的手术操作减少了组织创伤，这是显微根管外科术后炎症反应更轻、组织愈合速度更快的直接原因。为了在临床操作中遵循以上微创理念，建议使用压电陶瓷式显微根管外科手术器械，我们将在下文中探讨其优点。

传统根管外科与显微根管外科的不同之处不仅在于是否使用牙科手术显微镜。表7.1列出了两者的主要区别。

7.6 根尖入路的建立

根尖入路的建立主要包括3个步骤：软组织的处理（切口和瓣膜设计）、硬组织的处理（骨开窗）和根尖搔刮。

7.6.1 瓣膜设计

在传统根管外科和显微根管外科中，半月形瓣和扇形瓣一直非常流行[28]。然而，这些类型的瓣膜应逐渐被淘汰，原因如下：

- 不能对整个牙根进行观察。在手术过程中，可能会忽略位于牙根中上段的根管侧支、裂纹以及牙髓-牙周病变，不能进行有效的感染控制，从而导致手术失败。
- 术中无法扩大瓣膜范围。
- 容易在牙龈上形成瘢痕[36-37]。
- 切勿在骨缺损处设计切口，否则会使牙龈裂开。半月形瓣或扇形瓣的水平切口可能会经过骨缺损区域，带来一些不必要的风险，也会影响软组织美观[37]。
- 术后初期容易出现伤口开裂[32]。

- 伤口边缘容易坏死[36-37]。
- 需要充足的附着龈，而大多数病例并不具备这一条件[38]。

显微根管外科手术过程中通常能发现既往根管治疗失败的原因，因此翻瓣时应暴露整个牙根。通常采用始于牙颈部的沟内切口，附加垂直松弛切口。这样可以暴露整个牙根，便于手术评估。

由于在显微外科手术中可以精确、细致地操作，因此瓣膜设计可选择龈乳头基部切口，附加垂直松弛切口[35,37]（图7.17）。

显微根管外科手术中，止血至关重要[39]。良好的止血效果便于区分牙根、骨、根尖孔和裂纹等解剖结构，有利于倒充填材料的放置。使用物理方法止血较化学方法更可取。使用化学试剂可能会导致术后损伤，因为化学试剂具有刺激性，其残留物会引起组织炎症，从而延迟组织修复[40]，甚至发生排异反应[41]。

设计麻醉方案时要充分考虑止血。推荐使用含1：100000肾上腺素的麻醉剂。医生可选择2%利多卡因溶液和1：100000肾上腺素，4%阿替卡因和1：100000肾上腺素或3%甲哌卡因和1：100000肾上腺素等不同组合的麻醉剂。不必使用含1：50000肾上腺素的麻醉剂。使用更高浓度的肾上腺素会增加组织缺氧、酸中毒和组织坏死的风险，并导致反应性充血的反弹效应[42]。这一

表7.1 传统与显微根管外科的区别

手术步骤	传统根管外科	显微根管外科
是否使用放大设备	否	是
骨开窗大小	大	小（有时直径<3mm）
根尖切除角度	45°	0°（与牙根长轴垂直）
倒预备工具	钻针	超声工作尖
倒预备角度	与根管长轴成30°/45°角	沿根管长轴方向
倒充填材料	IRM /super EBA	亲水性硅酸钙水门汀
软组织处理	损伤较大	精确、微创

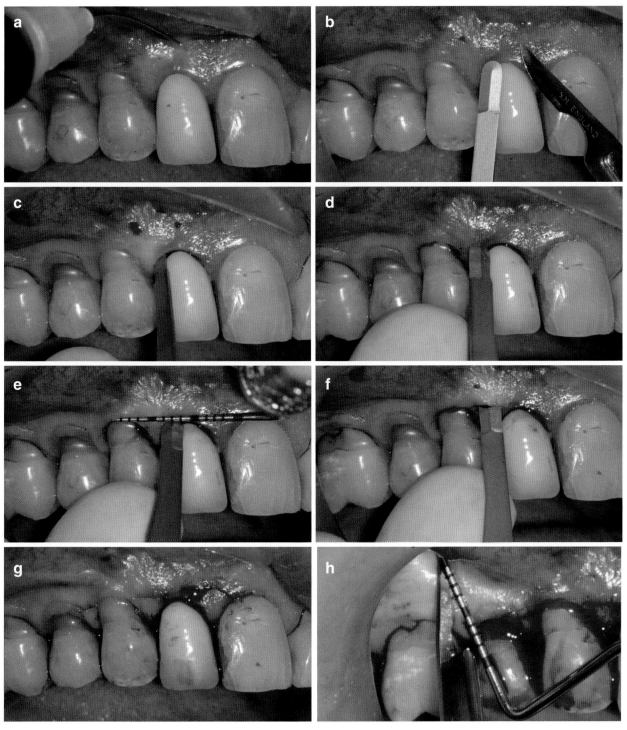

图7.17　（a）在膜龈反折处进行补充麻醉，以便更好地控制术中出血。（b）使用经过电抛光处理的显微手术刀片6900，切口更精确、微创。普通手术刀片15C是切削加工而成。（c）沟内切口。（d）龈乳头基部切口。做第一个切口时，刀片必须与龈缘垂直。（e）可使用牙周探针引导切口。（f）做第二个切口时，刀片与龈乳头表面成45°角。（g）龈乳头基部切口。（h）牙周探针引导垂直切口。

生理效应是指血管在过度收缩后，会发生明显扩张，增加术中或术后出血风险[42]。

显微根管外科手术中推荐使用压电陶瓷超声治疗系统，可以减少25%～35%术中出血，因此术中不需要使用化学止血剂。该系统会在骨腔的液体中形成空穴效应和声波微流，从而压迫血管[43-44]（图7.18）。

7.6.2　骨开窗

在显微根管外科手术中，联合使用压电陶瓷超声治疗系统与牙科手术显微镜，让骨开窗更微创。当根尖周病变范围较小时，骨开窗直径不需要超过3mm，足以暴露根尖1/3，可进行根尖切除术，并且在倒预备及倒充填过程中，为使用3mm长的超声工作尖留出足够的移动空间。骨开窗过程中去除的骨量越少，组织愈合越快，术后恢复效果就越好[45]。

一些经验不足的医生可能对确定骨开窗位点缺乏自信。将牙周探针置于牙根的长轴，有助于准确定位（图7.19a）。这是显微根管外科手术中最简单的步骤之一。

如果牙根颊侧皮质骨板已被破坏，骨开窗的定位相对简单，因为术者可以直视病变部位。然而如果颊侧皮质骨板完好，则需要使用上述定位方法。

恒牙牙根平均长度为10~12mm。医生可以将牙周探针置于牙根长轴进行测量，骨开窗位点在距离釉牙骨质界的根尖方向15mm处（图7.19a）。探针尖端可作为去骨的起点，该部位同时也是根尖病变所在的位置（图7.19b，c）。

近年来，静态或动态导航系统逐渐应用于临床治疗，可以准确、微创、安全地处理根管系统解剖较为复杂的病例。静态手术导航系统（3D数字化导板）需要做更多的术前准备（数字化工作流程），比如拍摄CBCT、口内数字化扫描、影像叠加以及使用软件进行三维重建、数字化设计，然后通过切削或3D打印制作导板。术者需熟练掌

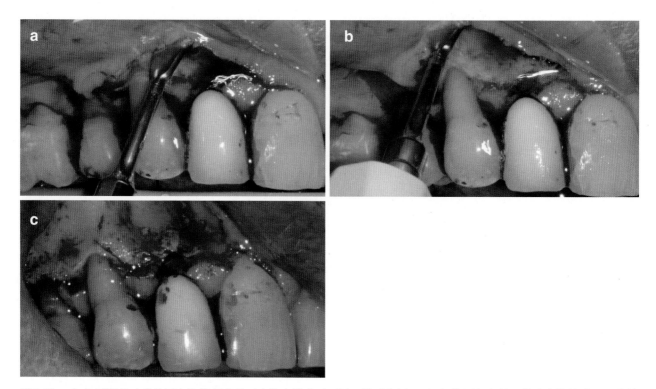

图7.18　（a）可调节功率的压电陶瓷超声骨刀在特定模式下可用于辅助翻瓣。（b）使用超声骨刀辅助牵拉瓣膜，可有效控制出血。（c）翻瓣完成。

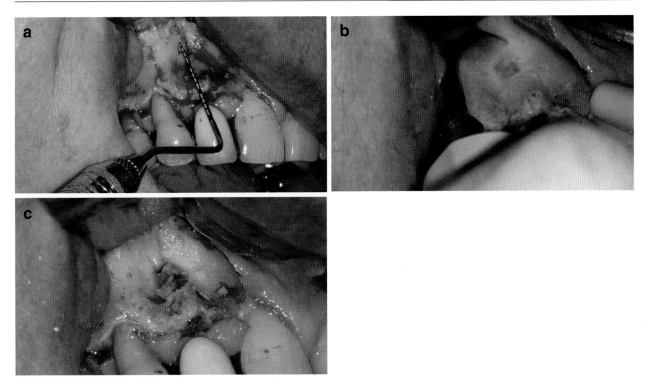

图7.19　（a）牙周探针与牙体长轴平行，可用于辅助定位骨开窗位点。（b）使用压电陶瓷超声系统进行骨开窗。（c）暴露根尖1/3。

握以上技术，这意味着要增加额外的金钱和时间成本来完成显微外科手术中这一最简单的步骤。动态导航系统不需要进行口内扫描，但仍需要在术前拍摄CBCT，并且需要购买设备和接受专业培训。其手术过程中术者需注视计算机显示器而不是术区，因此学习曲线较长。在显微根管外科手术中，以上两种导航系统主要用于骨开窗的定位。

骨开窗过程中，使用压电陶瓷超声系统去骨与使用钻针去骨相比，更精确、更微创，可用于制备传统圆形骨腔。此外，压电陶瓷超声系统还可精确制备凹槽形骨腔，仅需要去除少量骨质，便于倒预备工作尖进入和移动即可。

此外，与钻针相比，压电陶瓷超声系统在技术、生物学、临床等方面占有优势：

- 超声工作尖颈部较长，不会阻挡术野。
- 超声工作尖启动后做线性移动，振幅为50~200μm，手术精度更高，可达微米级。
- 使用压电陶瓷超声系统去骨，术区炎症细胞数量较少，因此术后反应较少[46]。

- 使用压电陶瓷超声系统去骨，术后45天内成骨细胞数量显著增加。成骨细胞数量越多，骨质修复速度越快[46]。
- 压电陶瓷超声系统去骨过程中产热更少，可保持细胞活性并促进骨质修复[46]。
- 选择性切割是压电陶瓷超声系统的优点之一。该系统仅切割骨骼、牙齿等坚硬（矿化）组织，不损伤软组织，因此可以安全地在神经血管束和上颌窦黏膜附近使用。
- 压电陶瓷超声系统产生的空穴效应、声波微流以及高强度冲洗可以取得最佳的止血效果[43-44]。

7.6.3　根尖搔刮

根尖搔刮可以在根尖切除之前或之后进行。由于显微外科手术中制备的骨腔范围较小，因此，通常在根尖切除的同时或之后进行根尖搔刮。一般使用手术刮匙完成根尖搔刮。当根尖病变范围较大时，可使用压电陶瓷超声工作尖进行根尖搔刮。

去净根尖周围所有的软组织对于减少根尖周囊肿复发以及术中有效止血至关重要。

7.7　根尖区的手术处理

7.7.1　根尖切除

根尖切除应在距离根尖3mm处进行，可去除98%的根尖分歧以及97%的根管侧支[28]。此外，切除3mm根尖不会影响牙齿功能的稳定性[47]。需要注意的是，根尖切除超过3mm并不能100%确保根尖复杂解剖结构的去除，反而可能造成患牙冠根比失调，导致牙齿松动[47]。

在根尖切除过程中，切除角度也非常重要。由于根管侧支和根尖分歧均开口于根面，根尖的颊侧与腭侧（或舌侧）部分均需切除3mm。然而斜向切除无法在所有根面上均等地切除3mm，因此，器械应始终垂直于牙根长轴进行切除，避免任何类型的斜向切除。传统根管外科手术的根尖切除角度一般为30°~45°，显微根管外科手术的切除角度一般为0°。切除角度的不同，是两者主要的区别之一。

然而，高速钻针并不能在所有病例中都垂直于牙根长轴切除根尖。超声骨刀已成为一种有效的替代方法，因此，产生了所谓的超声骨刀根尖切除术[48]。超声刀头垂直于牙根长轴，可精确、高效地切除根尖（图7.20）。

在根尖切除过程中，随着切割器械的移动，剩余牙根中的牙胶可能会出现边缘不密合的现象[48-49]。此时需要封闭根管壁与根管充填物之间的缝隙，防止细菌感染。

7.7.2　倒预备

为确保良好的根尖封闭效果，医生需要在牙根长轴上对根管系统进行长度为3mm的倒预备[50]。为了达到理想预备深度和角度，超声工作尖的使用至关重要。该手术步骤中禁止使用钻针，因为使用钻针进行倒预备无法达到理想的深度和角度。

研究证实，使用球钻进行根尖倒预备，根管偏移的发生率达100%。然而，使用超声工作尖进行倒预备，仅有2.6%的根管偏移[51]。Wuchecich等[52]认为，使用钻针倒预备形成的管腔与牙根长轴成45°~60°角，并且平均深度仅为1mm。此外，超声预备后的根管壁玷污层更少，而玷污层可能会妨碍倒充填材料与管壁的紧密接触。

为防止术中或术后形成裂纹或导致牙根纵裂，建议医生进行微创根管倒预备。使用钻针进行倒预备，根管腔扩大616%，剩余根管壁厚度为0.17mm。然而使用超声工作尖可进行微创倒预备，根管腔扩大326%，剩余根管壁厚度为0.43mm[53]。微创倒预备对预防根管穿孔也很重要。因此，超声工作尖应作为首选的根管倒预备器械。

牙胶的去除是根尖倒预备操作中的难点。金刚砂涂覆的超声工作尖表面更粗糙，有助于去除牙胶。同时，这种超声工作尖切割能力更强，因此必须小心使用，以免去除过多健康牙本质。此外，超声设备的功率设置不超过最大功率的20%，倒预备过程中要持续进行冲洗。

如果骨腔直径<3mm，超声工作尖无法沿牙根长轴插入和正常工作（图7.21），可使用超声骨刀制备沟槽，以便超声工作尖进行倒预备（图7.22~图7.24）。

7.7.3　倒充填

为了维持根管倒预备取得的消毒效果，医生必须妥善进行根管倒充填。多年来，银汞合金、根管封闭剂、暂封材料、羟基磷灰石、氧化锌丁香酚（ZOE）水门汀、IRM、Super EBA、复合树

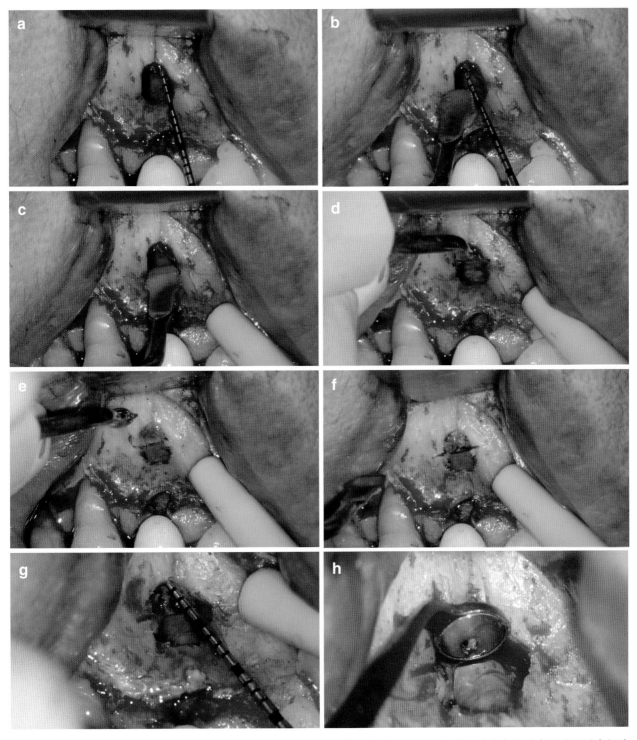

图7.20　（a）在牙周探针的引导下确定根尖切除的长度。（b）放置超声刀头。（c）将超声设备的功率调节至适合切除皮质骨的模式。（d）超声刀头与牙根长轴垂直。（e）检查根尖切除的角度。（f）精确地完成根尖切除。（g）测量骨开窗大小。（h）用镀铑显微口镜检查根截面。

脂和玻璃离子都被用作倒充填材料。然而，以上所有材料都不能完全满足理想倒充填材料的要求。

理想倒充填材料需要严密充填和封闭根管腔、具有良好的生物相容性以及抗菌性，同时能刺激牙骨质形成。此外，由于操作部位与牙周组织和骨组织接触，周围环境潮湿，因此倒充填材料必须能够在潮湿环境中发挥作用。在所有材料中，唯一能在潮湿环境中工作的是亲水性硅酸钙水门汀。

亲水性硅酸钙水门汀具有生物活性，能够

严密充填和封闭根管腔，具有良好的边缘适应性和生物相容性，可以促进牙骨质形成和生物再矿化，且具有抑菌作用，在潮湿环境中表现良好，因此可作为首选的根尖倒充填材料[54-59]。目前市面上的亲水性硅酸钙水门汀包括MTA，预混合、可混合材料等各种剂型（图7.25）。

7.8　缝合

在显微根管外科手术中，恰当地关闭术区对于取得良好的预后至关重要。缝合线建议选择不可吸收的单丝线（尼龙、聚丙烯或聚酰胺）。这种缝合线表面光滑，细菌生物膜难以积聚，因此不易引起术后炎症反应。聚丙烯缝合线具有良好的抗拉伸性和形态记忆性，是根管外科手术中的首选缝合线。

使用无创针头和细线还能减少手术创伤并有利于快速修复。显微外科手术主要用到6-0、

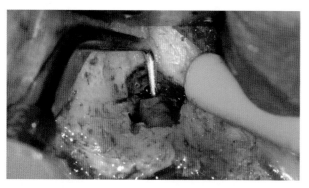

图7.21　由于骨开窗过于保守，无法妥善放置超声工作尖。

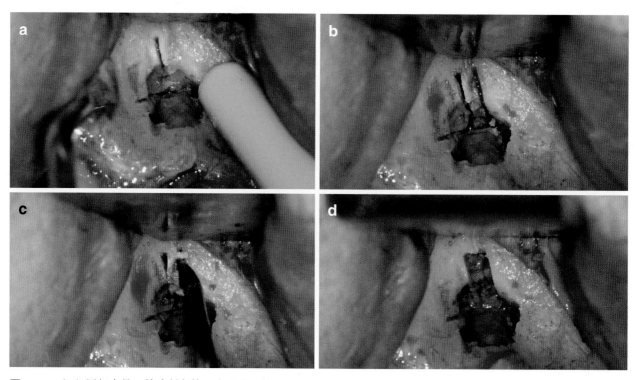

图7.22　（a）用超声骨刀精确制备第一个沟槽。（b）用超声骨刀制备第二个沟槽。（c）用刮匙去除两个沟槽之间的骨板。（d）骨开窗已完成。

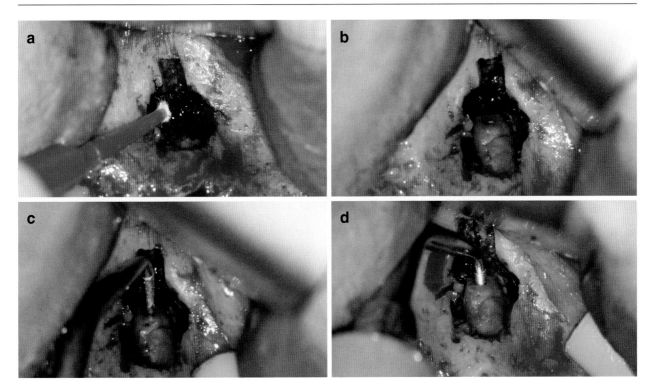

图7.23 （a）用2%亚甲蓝染色，以显示细微结构、额外根尖孔或根尖裂纹。（b）显微镜下直视根尖（×12.5）。（c）超声工作尖顺利就位。（d）用超声工作尖进行骨开窗、截根，可保存骨量并有效止血。

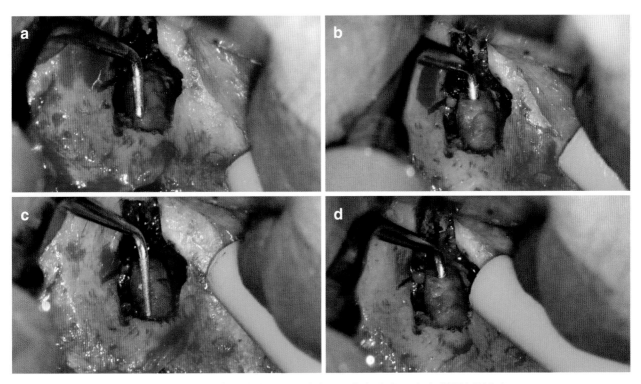

图7.24 （a）3mm长超声尖。（b）倒预备深度为3mm。（c）6mm长超声尖。（d）倒预备深度为6mm。

7-0、8-0和10-0的缝合线。6-0线可稳定皮瓣，而7-0、8-0或10-0缝合线可用于手术伤口边缘的缝合（图7.26）。

医生应仔细进行显微缝合，避免上皮结缔组织重叠。这是软组织快速修复的关键，可在术后48~72小时拆除缝合线（图7.27）。因为缝合线上容易积聚细菌生物膜、引起术后炎症反应，早期拆线有助于软组织修复。

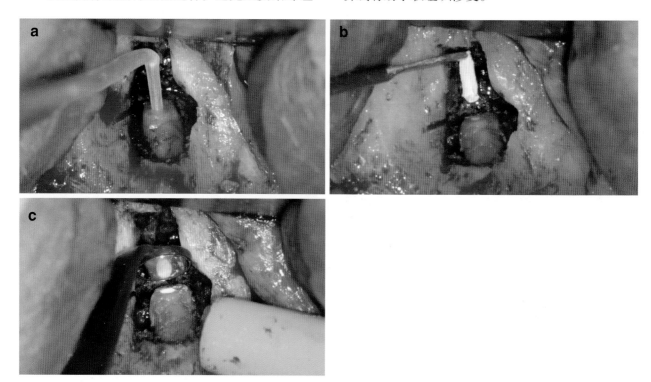

图7.25　（a）用吸引器干燥窝洞。不建议用纸尖干燥，可能会将纤维素留在骨腔中引起术后异物反应，而且亲水性硅酸钙水门汀需要潮湿环境固化。（b）用亲水性硅酸钙水门汀进行倒充填。（c）检查倒充填质量。

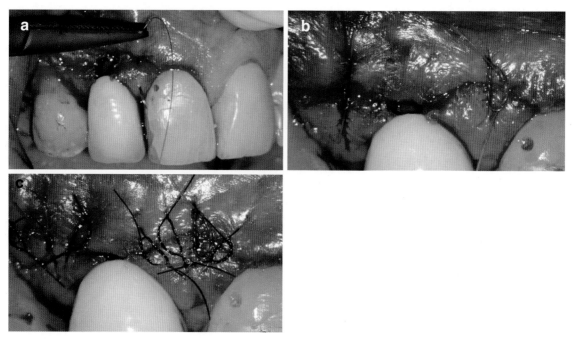

图7.26　（a）用显微持针器夹持6-0～10-0缝合针，进行精确缝合。（b）用6-0聚丙烯缝合线初步缝合，使瓣膜复位。（c）用7-0聚丙烯缝合线参照龈乳头的形态进行缝合。

7.9 结论

随着技术的不断发展、成功率的不断提高，显微根管外科手术的临床适应证不断扩大。对于一些初次根管治疗失败病例，显微根管外科手术是首选的治疗方法。对于这些特殊病例，显微根管外科手术与非手术根管再治疗相比，成功率更高[60]（图7.28）。

如果适应证选择正确，非手术根管再治疗和显微根管外科手术都会取得非常高的成功率。当适应证选择恰当时，两者都是根管治疗失败后首选的治疗方法，目标都是尽可能地保留患者的天然牙。

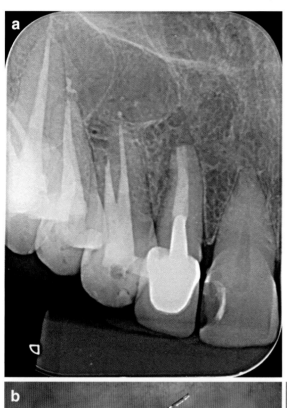

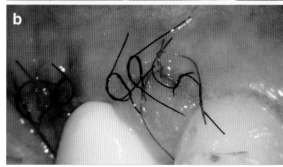
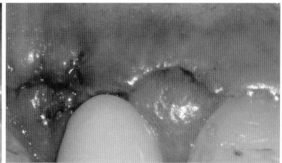

图7.27 （a）术后48小时随访。（b）由于切口已初步愈合，此时可拆除缝合线。

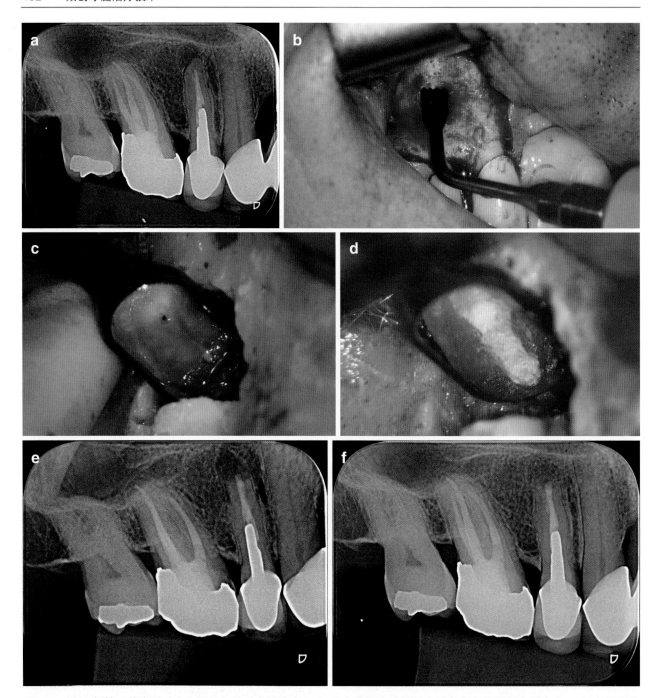

图7.28 右上颌第二前磨牙（含金属桩）的手术再治疗。（a）术前根尖片显示患牙存在大范围根尖周病变。（b）用超声骨刀切除根尖。（c）根尖切除后，用显微口镜检查根截面，可见遗漏的颊侧根管。（d）用亲水性硅酸钙水门汀进行倒充填。（e）术后根尖片。（f）术后12个月拍摄的根尖片显示根尖周病变愈合。

第8章　微创根管治疗后的牙齿修复策略

Strategies for the Restoration of Minimally Invasive Endodontically Treated Teeth

Gianluca Plotino, Matteo Turchi

目录

8.1　引言

在过去的几十年中，学术期刊已发表很多关于根管治疗后牙体修复的文章。在所有文章中，Cochrane综述的结论[1]尤其"引人注目"：根据现有的循证依据，医生应根据自己的临床经验来选择如何修复根管治疗后的牙齿。实际上，在根管治疗后的牙齿修复过程中，存在很多影响因素。在缺乏有力证据的情况下，个体差异和患者的选择可能决定了修复的方案。

根管治疗后的牙齿会丧失极少量的水分[2]，这些牙齿的本体感受可能会改变[3-4]，但这些牙体组织变化不会影响牙本质的机械性能[5]。多种试验（冲击剪切、韧性和折断载荷）证实，已完成根管治疗的牙齿（至少10年）与健康的活髓牙相比，机械性能无显著差异[6]。

关于根管治疗后牙齿修复的研究，主要集中

G. Plotino
Private Practice, Grande, Plotino & Torsello – Studio di Odontoiatria, Rome, Italy

M. Turchi (✉)
General Dentistry and Orthodontics, Catholic University of the Sacred Heart, Rome, Italy

在剩余牙体组织量，这是影响根管治疗后牙齿抗力的最重要因素[7-8]。研究表明，牙尖的挠曲变形量随着窝洞大小的增加［单面洞、近中邻殆洞（MO）或远中邻殆洞（DO）、近中–咬合面–远中邻面洞（MOD）］而增加[9]。根管治疗对牙齿刚度的影响很小（降低5%），主要是由开髓所致[7]。然而，为去净咬合面龋损而进行的窝洞预备可导致牙齿刚度降低20%[7]。这是因为两种牙体预备过程虽包含相同的操作区域，但累及边缘嵴的咬合面龋损的预备范围更大。医生需要了解边缘嵴完整的重要性。边缘嵴的破坏是导致牙齿强度降低的最大因素。累及两个面的窝洞预备仅需去除一侧边缘嵴，比如MO或DO洞形导致牙齿刚度降低46%，然而MOD洞形则导致牙尖相对刚度降低63%[7]。

以往观点认为，根管治疗导致牙齿活力丧失，使牙齿更容易折裂。然而，修复过程导致牙体组织丧失才是削弱牙齿强度的主要因素[10]。因此，在确定根管治疗后牙齿修复类型时，医生应更多地考虑牙体组织的丧失，尤其是边缘嵴的缺失，而不是根管治疗本身。

医生在开髓和根管预备中需要遵循的黄金法则是采用微创治疗技术尽可能地保留健康牙本质。有研究已证实，根管治疗后牙齿的预后随着剩余健康牙体组织量的增加而成比例地提高，与修复类型无关[11-12]。

8.2 微创修复技术

根管治疗过程中，通过微创开髓可"牺牲"少量的健康牙体组织，尤其是在牙颈部（即牙冠折断最常发生的部位），因此微创开髓会影响后续修复方式的选择[13]。在进行根管治疗前，医生应始终牢记：根管治疗不仅是为了根管充填片上漂亮的"白色线条"，而应将其视为整体治疗计划的关键环节之一，旨在恢复牙齿在口腔系统中的功能。在操作过程中，医生必须始终明确"使

牙齿再次恢复功能"这一终极目标。传统根管治疗技术不加选择地去除大量牙本质，在所有病例中均建议使用标准的开髓洞形、建立直线通路，以去除冠方干扰，保证不锈钢锉直线进入根尖的弯曲部位[14-16]，可能会降低牙齿的抗折性[17]，影响长期预后[18]。微创开髓技术则强调保存颈周牙本质、轴壁牙本质和髓室底等重要牙体组织结构，从而提高根管治疗后牙齿的抗折性和长期存留率，应遵循以下简单原则：牙本质保留得越多，牙齿存留的时间越长[18]（图8.1）。器械、材料和技术的进步使微创根管治疗技术成为可能[19]，让医生从修复的角度来保存牙体组织、制订治疗计划（图8.2）。

随着修复技术的进步，牙齿预备更加微创：现代修复材料更薄，而且性能卓越[20-21]；粘接技术的进步[22]使得大多数根管治疗后的牙齿进行粘接修复，除非术前已经进行了全冠修复。这两项重要技术的进步减少了窝洞预备和修复过程中健康牙体组织的去除量。因此，按照本书介绍的微创治疗技术，大多数根管治疗后的牙齿可通过部分或完全牙尖覆盖的修复体进行粘接修复，即使必须进行全冠修复时，牙体预备量也较少[23-24]。经典文献认为[25-27]，根管治疗后牙齿修复方式的选择不需要考虑剩余牙体组织量。任何根管治疗后的牙齿都应进行完全牙尖覆盖的全冠修复，以减少牙折风险、改善预后。然而根据上文所述，这一理念可能不再正确。

8.3 根管治疗后的牙齿修复：怎么做和为什么

根管治疗后的牙齿修复类型可能很大程度上取决于剩余牙体组织量以及是否需要部分或完全覆盖牙尖[28]。如果不需要覆盖牙尖，可采用嵌体修复（直接或间接）；如果需要部分或完全覆盖牙尖，通常采用间接修复。高嵌体表现为覆盖部分牙尖，通常包括缺失的边缘嵴附近的牙尖和

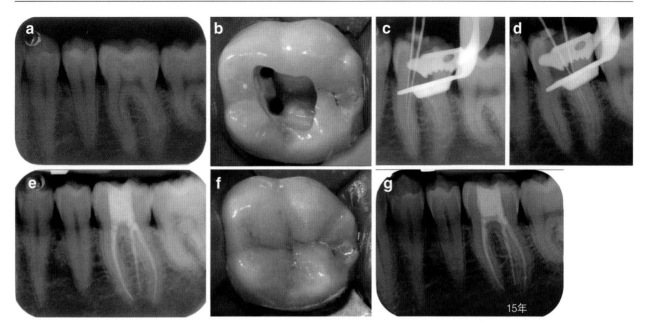

图8.1 左下颌第一磨牙接受微创根管治疗，复合树脂直接修复，随访15年。术前根尖片显示左下颌第一磨牙咬合面深龋（a）。开髓（b）。探查根管（c，d）。患牙通过微创根管治疗保留了健康牙本质，因此，可以使用复合树脂进行直接修复，而无须进行桩冠修复（e，f）。术后15年随访时拍摄的根尖片（g）。

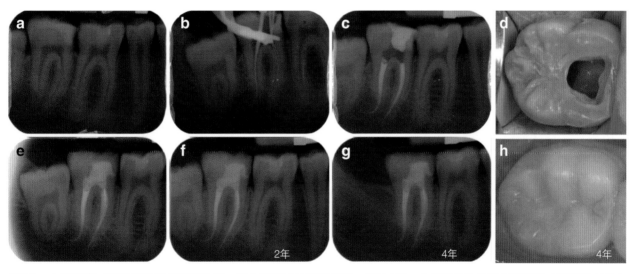

图8.2 右下颌第二磨牙接受微创根管治疗，复合树脂嵌体间接修复，随访4年。术前根尖片显示右下颌第二磨牙近中存在充填体（a）。经过热处理的镍钛器械柔韧性更高，可有效预备重度弯曲的根管，比如远中根管（b），保留原有解剖结构（c），有助于进行微创开髓（d）。使用复合树脂嵌体进行间接修复（e）以及术后2年和4年随访时拍摄的根尖片（f，g）。术后4年随访时拍摄的照片（h）。

牙体组织。而超嵌体是一种覆盖全部牙尖的修复体，与360°的全冠预备不同，由于修复体边缘位于冠方，因此保存了更多的颈周牙体组织[29]。通常高嵌体/超嵌体通过间接修复来实现牙尖覆盖，尽管在某些病例中可进行直接修复[30]。部分或完全覆盖牙尖的直接修复可作为间接修复的一种折中方案，并不是因为前者可能会降低牙齿的抗折强度（研究证实这两种不同的修复类型没有显著差异[31]），而是因为口内直接重建正确咬合及邻面成形的难度较大，对操作者的技术要求更高。

牙折是导致牙体修复失败最常见的原因。为降低牙折风险，需要对影响根管治疗后牙齿修复类型的变量进行分析[32]。牙尖是否需要覆盖（本章后续内容会探讨根管桩的使用）主要基于以下因素：剩余牙体组织的质与量——主要考虑剩余洞壁的数量、厚度以及牙本质的高度、厚度（箍效应）。

总之，当牙齿仅有粭面开髓口时，不需要根管桩和覆盖牙尖的修复体，医生只需直接充填窝洞。如果仅有一侧边缘嵴缺失，通常不需要根管桩[33-34]。对于后牙，建议根据剩余牙体组织的质与量来确定是否进行牙尖覆盖修复[35]。尽管原则上应该覆盖缺失边缘嵴附近的牙尖，但轴壁厚度是决定是否需要覆盖牙尖的决定性因素：当轴壁厚度＜2mm时，建议覆盖牙尖[36-38]。然而，微创开髓和根管预备可以保存重要的牙体组织[17]；因此，在某些特定的状况下，即使存在边缘嵴缺失，也可采用不覆盖牙尖的直接（或间接）修复。

当两侧边缘嵴缺失时，牙齿强度大大降低[7]，几乎所有这种病例通常都需要根管桩和完全覆盖牙尖。根据前文所述以及贯穿本书的微创根管治疗理念，大多数两侧边缘嵴缺失的病例可采用完全覆盖牙尖的粘接修复，而在牙体组织缺失更多的病例中，则需要根管桩和覆盖牙尖的全冠修复。对于两侧边缘嵴缺失的病例，不使用根管桩和覆盖牙尖的直接修复是基于患者的经济状况而做出的一种折中方案[39]。

全冠覆盖的牙本质高度和厚度与箍效应有关。箍效应是指"牙冠围绕着平行牙本质壁的360°颈圈，从冠方延伸至牙体预备的颈缘，通过牙本质结构的延伸提高牙冠的抗力形"[40]。从冠边缘向冠方延伸的2mm高的环状平行牙本质壁形成"肩领"：在被全冠覆盖后，通过减少牙齿内部的应力来提供保护[41]。根管治疗过程中保留牙冠部、根部及颈部的牙体组织以形成箍效应，是优化根管治疗后牙齿的生物力学反应和获得良好预后的关键[12]。事实上，除了2mm高的牙本质肩领外，一些学者还认为牙冠预备后剩余轴向牙体组织的厚度对牙齿的抗折性也具有显著影响[42]。

全冠预备后，剩余牙本质的厚度应至少为1mm[43]。轴壁的数量也是需要考虑的另一个因素[42]。龋病通常会破坏轴壁，多见于近中面，而牙齿腐蚀与磨损通常只影响颊壁。如果根管治疗后的牙齿不存在环形肩领，不完整的肩领也总比没有肩领更好[44]。此外，当前牙存在不完整的肩领时，腭侧壁相比于其他轴壁，对牙齿抗折性更为重要[44]。

根管桩的使用由多种因素决定，而不仅仅由剩余洞壁的数量、厚度以及肩领的高度、厚度决定，本章的最后一部分将探讨这一主题。

对于根管治疗后的牙齿修复，医生还需考虑其他可能影响修复类型的因素：牙齿在牙弓中的位置（前牙、前磨牙、磨牙），牙齿在修复中的作用（单冠、桥或全口修复的一部分），咬合应力与剪应力的强度（功能异常、支抗牙、正畸等）。需要特别注意的是，如果根管治疗后的牙齿是复杂修复体的一部分，应以区别于单颗牙修复的方式进行考虑，是因为一颗预后不良但包含在全牙弓修复体中的牙齿会影响整个修复体的预后。

8.4　根管治疗后的前牙修复

对于仅制备开髓口的牙冠相对完整的前牙，可使用复合树脂材料直接充填腭侧开髓洞口[45]（图8.3）。如果医生使用微创开髓技术制备平行于牙根长轴方向的偏向切端的开髓孔（图8.4），应更加注意清理近中、远中髓角，以避免修复过程中在这些部位出现空隙，防止术后牙冠变色[46]。一般情况下，在修复过程中或牙体牙髓专科医生将病例转回至全科牙医前，牙胶应充填至距根管口下2mm，使用粘接剂和复合树脂充填（不需要使用根管桩的病例）。这对于前牙来说至关重要，可防止牙颈部充填材料通过牙本质小管导致牙冠变色。在牙颈部，牙本质小管从根管壁到牙釉质沿根尖–冠方方向走行[47]。因此，颊侧CEJ以下2mm处起始的牙本质小管将在CEJ区域终止。

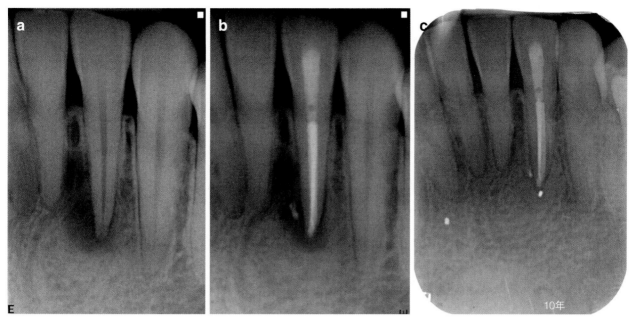

图8.3　左下颌侧切牙伴根尖周病变（a）。根管治疗中去除的牙体组织量较少（b）。使用复合树脂直接修复，术后10年随访时拍摄的根尖片显示治疗效果令人满意（c）。

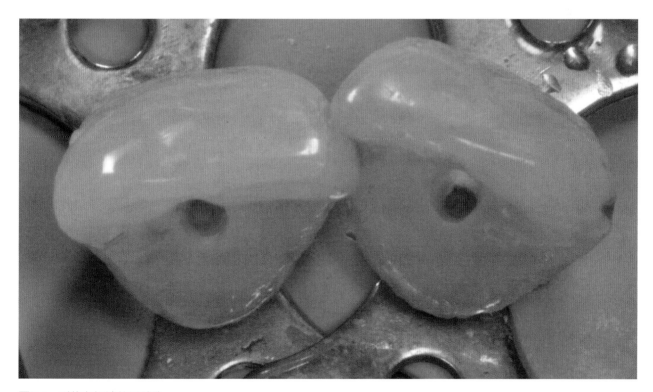

图8.4　更偏向切端的开髓孔。

当牙骨质缺损时，该区域可能会被根管充填材料染色。对于已经出现牙体变色的再治疗病例，在完成修复前可能需要进行内漂白[48-49]。流动树脂可用来封闭牙胶至根管口的空间，使用细长的探针搅动，可减少牙胶与树脂材料层之间的气泡。事实上，当修复保留4个洞壁的微创开髓洞口时，很难避免在不同修复材料层之间产生气泡，尤其是使用复合树脂时，应以2mm的厚度逐渐充填开髓洞口至咬合面[50]。在这类病例中，特别是对美观要求较低的后牙，医生可使用可注射的大块充填流动树脂（一次充填厚度可达4mm）来充填缺损，减少气泡的产生[51]。充填距咬合面1.5~2mm的窝洞建议使用机械性能优于流动树脂的复合树脂材料。

对于根管治疗后牙体组织中度缺失的前牙，医生可根据牙齿的不同特点，决定是否使用根管桩，是否进行全冠、贴面修复或直接使用复合树脂材料修复。通常在这类病例中不需要使用纤维桩或全冠[45]（图8.5），但也存在一些特殊的临床情况。在断牙再接病例中，当前牙发生冠折时，可使用较短的纤维桩将牙折片与剩余牙体组织连接，从而对抗侧向力（图8.6）。对于牙根未发育成熟的前牙，根管治疗后也建议使用纤维桩。通常使用生物陶瓷材料封闭根尖，然后使用纤维桩进行修复，以提高薄弱的牙本质壁的抗折性（图8.7）。有些复杂病例因根管治疗造成大量冠部牙体组织缺损，可使用根管桩，比如前牙由外伤造成根管钙化，为定位钙化根管而去除大量牙体组织，或存在严重的牙根内吸收（图8.8）。此外，在复杂义齿修复的牙体预备过程中，为调整牙长轴而去除大量牙体组织，也可能需要使用根管桩来加固核心。

牙体组织严重缺损的前牙通常需要使用根管桩和全冠修复（图8.9）。在这些病例中，根管桩主要是为了坚固核心和分散应力，特别是侧向力，能降低修复失败的风险，并且为了更好的长期预后，必须在2mm高的牙本质肩领基础上使用全冠修复。研究证实，对于这些冠部牙体组织大量丧失的病例，使用根管桩可降低因牙齿折裂而无法修复的风险（主要是由于牙根纵裂导致的拔牙），增加牙体修复的可能性，延缓拔牙[52-53]。此外，当前牙需要更换全冠修复体时，需要根据剩余牙体组织的质量决定是否放置根管桩（图8.10）。

由于前牙的咬合力与咀嚼力较小[54]，在一些情况下，当牙体组织缺损累及牙冠中1/3，并且咬合条件理想时，经验丰富的医生也可使用美学复合树脂材料进行直接修复以恢复缺失的牙体结构。在这些病例中，根管桩的使用可能有助于更好地维持修复体，尤其是承受侧向力，而侧向力可能导致修复体由于受力不均衡而脱落（图8.11）。

当冠部牙体组织完全丧失，根方不存在牙本质肩领时，医生可以考虑拔牙和种植修复之外的保守治疗方案，比如通过正畸或手术牵引牙根。下一章将详细探讨这些情况。对于这些病例也可以进行牙冠延长术，但对美学要求较高的前牙区也存在较多的禁忌证。

8.5　根管治疗后的前磨牙修复

对于仅制备开髓洞口、牙体相对完整的前磨牙，不需要使用根管桩，也不需要全冠或覆盖部分牙尖的修复体，医生可使用复合树脂材料来直接修复开髓洞口（图8.12）。由于液体酸蚀剂与酸性凝胶相比黏度较低，能到达倒凹并渗透，因此建议在微创开髓洞口内使用液体酸蚀剂。在根管桩的粘接过程中，液体酸蚀剂可在根尖区取得较好的酸蚀效果[55]。液体酸蚀剂与酸性凝胶相比，具有更好的润湿性和更低的表面能，因此可以到达难以进入的区域[55]。涂覆粘接剂时建议使用小毛刷[56]。对于倒凹区，粘接剂和修复体的最深层的光照时间应延长至40秒[57]。此外，使用流动树脂来充填最深层[58]，更容易进入倒凹区，减少气

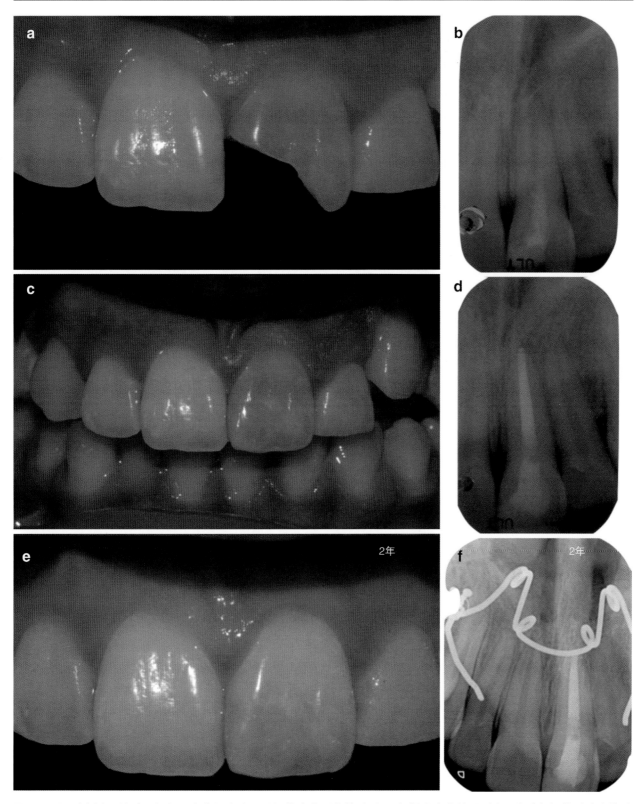

图8.5 左上颌中切牙冠折（a）。术前根尖片显示根管治疗不完善（b）。根据患者的美观要求，在进行根管再治疗前对患牙进行修复（c）。根管再治疗完成后拍摄的根尖片（d）。由于牙齿变色，进行为期2周的内漂白，使用复合树脂直接修复腭侧开髓孔。术后随访2年（e，f）。

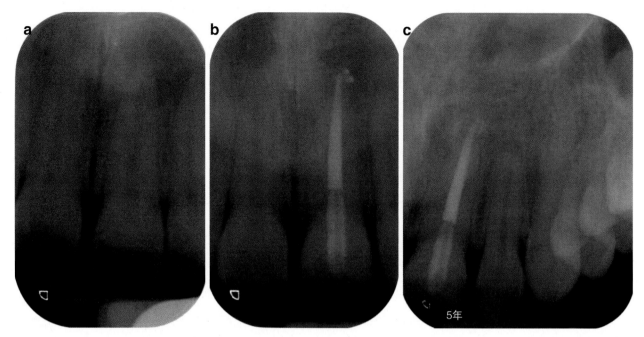

图8.6   左上颌中切牙牙冠折（a）。使用1根较短的纤维桩，以连接牙折片和剩余的健康牙齿结构（b）。随访5年（c）。

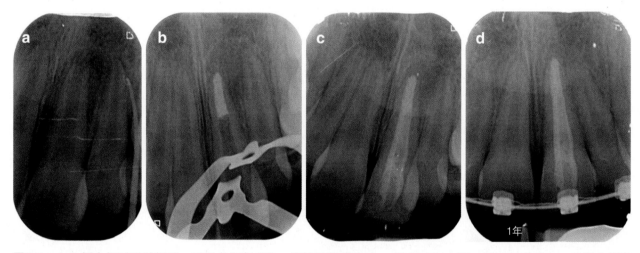

图8.7   左上颌中切牙牙髓坏死，牙根未发育成熟，根管壁较薄（a）。使用MTA充填，制备厚度约4mm的根尖屏障（b），放置纤维桩（c）。随访1年（d）。

泡的产生[59]。在这些病例中可使用大块流动充填材料，每次充填的厚度从2mm增加到4mm[60]。高填料复合树脂材料易于塑形、更耐磨损，可用于修复1.5~2mm的咬合层[50]。

对于一侧边缘嵴缺失的前磨牙，通常不需要使用纤维桩和全冠修复，在这些病例中，可通过间接修复体覆盖缺失边缘嵴附近的牙尖（图

8.13）。这种修复方案通常根据具体情况来制订，取决于健康牙体组织量、缺失边缘嵴附近牙尖的厚度，以及是否需要进一步修复（比如颊侧修复）。对于使用微创开髓技术、通过邻面龋损部位来制备开髓洞口、伴有一侧边缘嵴缺失的患牙，当颊舌尖基底部有理想的牙本质厚度时，通常也可以不使用根管桩而进行复合树脂直接修复

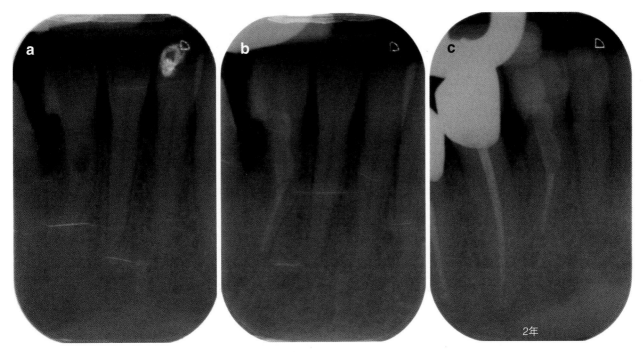

图8.8 右下颌侧切牙根管内吸收（a）。完成根管治疗，放置纤维桩（b）。随访2年（c）。

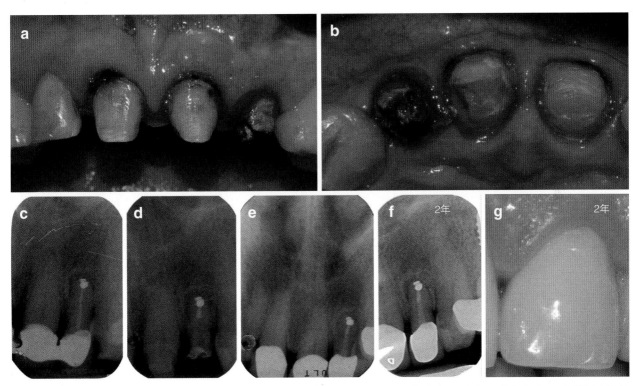

图8.9 右上颌侧切牙牙体组织严重缺失，需要通过桩核冠修复。术前正面照片（a）、咬合面照片（b）。术前根尖片显示患牙根尖可见银汞充填材料，伴根尖周病变（c）。根管再治疗完成后（d），行桩核冠修复（Lab Loreti，Rome-Italy）（e）。术后随访2年拍摄的根尖片（f）和照片（g）。

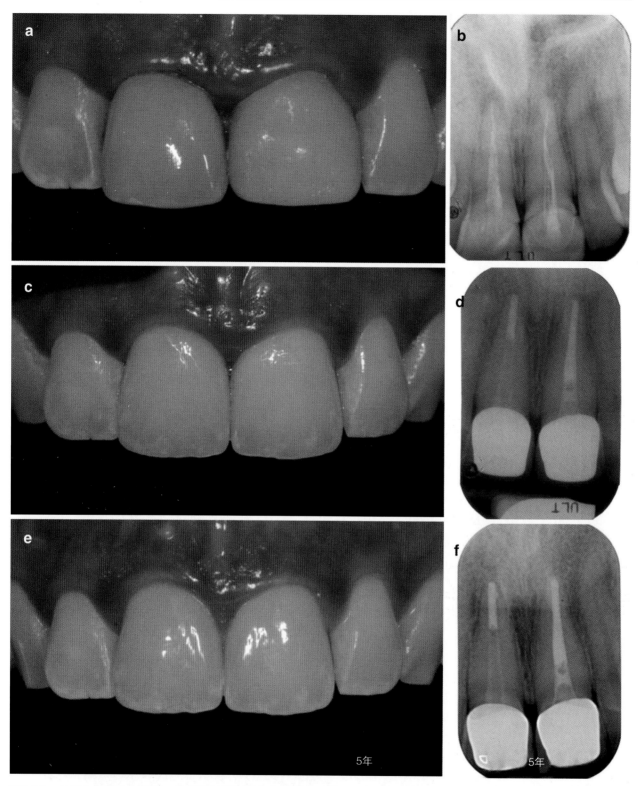

图8.10　上颌中切牙全冠修复，修复体及周围软组织的状态不佳（a）。患牙根管治疗质量较差，伴根尖周病变（b）。（c）右上颌中切牙由于剩余牙体组织较少，因此行桩核冠修复（Lab Loreti，Rome-Italy）。左上颌中切牙不需要放置纤维桩，直接进行全冠修复（d）。术后5年随访拍摄的照片（e）和根尖片（f）。

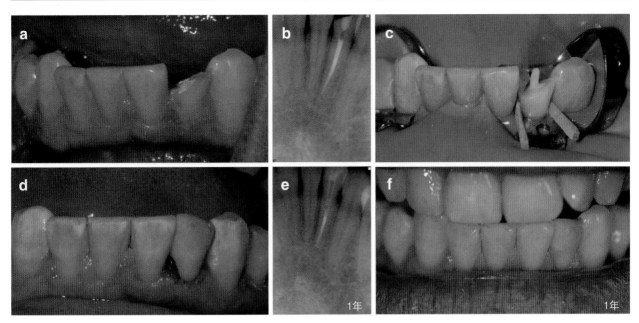

图8.11 左下颌侧切牙冠折（a）。根管治疗完成后（b），放置纤维桩（c），复合树脂直接修复（d）。术后1年随访时拍摄的根尖片（e）和照片（f）。

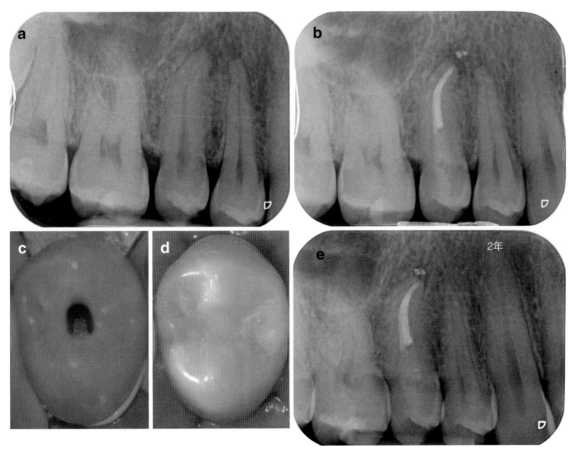

图8.12 前磨牙微创开髓。右上颌第二前磨牙可能由于咬合创伤导致牙髓坏死，继而出现根尖周病变（a）。由于患牙没有龋损，可以进行微创开髓（b，c）以及复合树脂直接修复（d）。术后随访2年拍摄的根尖片（e）。

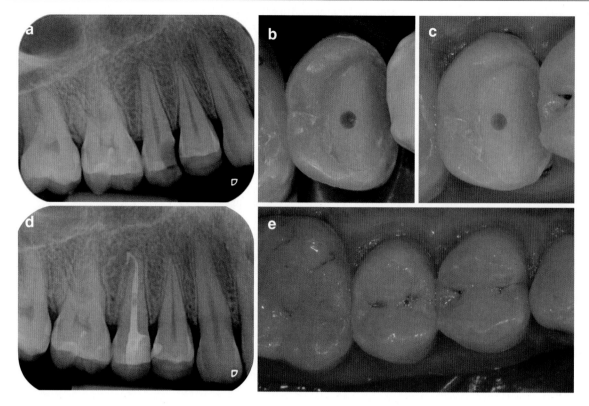

图8.13 右上颌第二前磨牙的近中边缘嵴缺失，进行间接修复。术前根尖片显示患牙近中龋损穿髓（a）。放置纤维桩，制备印模（b，c）。高嵌体粘接修复后拍摄的根尖片（d）和照片（e）（Lab Loreti，Rome-Italy）。

（图8.14）。当患牙缺失边缘嵴附近的剩余健康牙体组织较少，且牙尖厚度不理想时，更适合使用覆盖部分牙尖的间接修复体。如果患者的经济条件欠佳，可以使用复合树脂进行覆盖或不覆盖牙尖的直接修复，这时可以使用根管桩来分散应力，并且去除倒凹上部所有的牙体组织。然而这种修复方案的咬合重建较为困难，从美学和功能的角度来看只是一种折中方案，后续还可以选择间接修复方式。

当一侧边缘嵴缺失的前磨牙的牙体组织缺损较大、其他部位存在修复体或牙尖厚度不理想时，可能需要进行全冠修复。由于全冠牙体预备去除较多牙体组织，建议使用根管桩来稳固核心、分散应力（图8.15）。

当前磨牙近中、远中边缘嵴同时缺失时，建议使用根管桩和覆盖全部牙尖的修复体。根据剩余牙体组织的质与量，可进行全冠修复或超嵌体修复（图8.16）。

当前磨牙两侧边缘嵴同时缺失，且牙体组织大部分或完全丧失时，必须使用根管桩和全冠修复。在这些病例中，如果没有足够的牙本质肩领，则必须考虑进行牙冠延长术（图8.17）或正畸牵引术（图8.18）[61]。在制订治疗方案的过程中，医生必须考虑牙冠延长术的生物学后果。研究证实，正畸牵引术与牙冠延长术相比，可获得更好的冠根比，在很大程度上减少了牙齿静态载荷折裂的风险[61]。

患者可能不接受正畸牵引治疗，其原因可能是治疗时间较长或正畸牵引后可能还需要进行牙冠延长术。正畸牵引后进行牙冠延长术可能是由于医生没有每周都进行牙槽嵴上纤维切除术，或由于牙槽骨随牙根而变化。虽然在正畸牵引术后进行牙冠延长术比仅进行牙冠延长术更有利于维持相同的冠根比，但如本书第9章所述，在这些病例中也可以考虑外科牵引术等替代治疗方法。拔牙种植虽然成功率较高，但仍是最后的选择[65]。

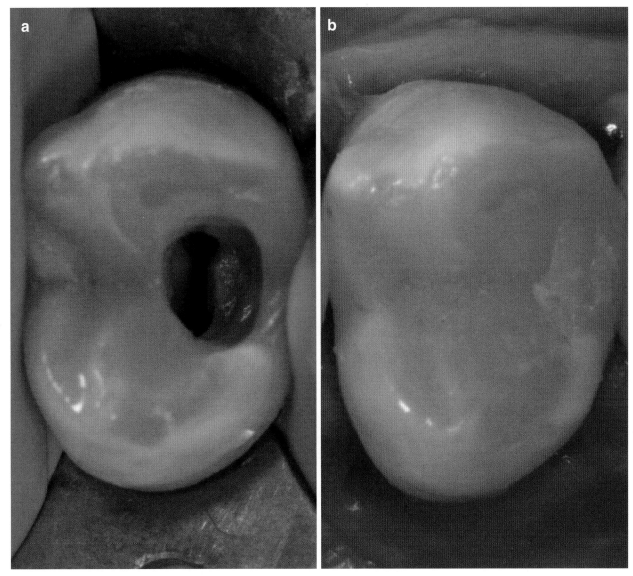

图8.14 前磨牙复合树脂修复体的边缘出现继发龋，通过去除继发龋制备微创开髓口，保留所有剩余的冠部牙体组织。根管治疗后，使用复合树脂进行直接修复（a，b）。

8.6 影响根管治疗后磨牙修复的因素

只在咬合面存在开髓洞口、牙体相对完整的磨牙，一般不需根管桩和全冠修复，也不需要覆盖部分牙尖的修复体，医生可使用复合树脂进行直接修复或使用不覆盖牙尖的嵌体间接修复开髓洞口（图8.19）。在这些病例中，修复步骤与前文所述的只存在咬合面开髓洞形的前牙和前磨牙相似。

在某些病例中，当患者完成根管治疗后，两侧边缘嵴可能仍然存在。但由于龋损范围较大（比如向颊舌面延伸），导致牙体组织严重缺失，此时不需要使用根管桩，覆盖部分牙尖的高嵌体可以更好地重建咬合面解剖形态。有时患牙的咬合面存在大范围龋损或修复体边缘产生继发龋。尽管去除龋损或修复体后可能会形成 I 类洞，但由于去除过程中牙体组织遭到破坏，导致周围剩余洞壁的厚度不足。有些表面完好的牙齿

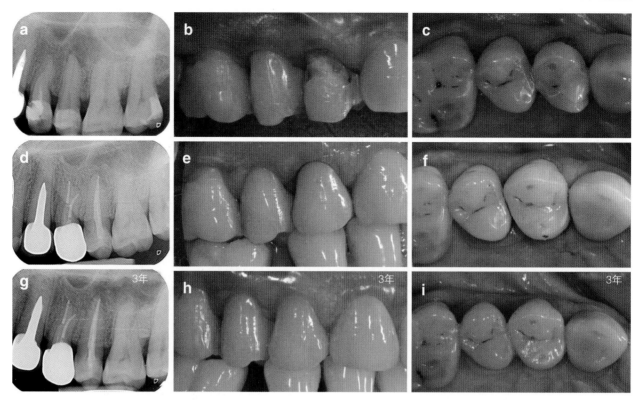

图8.15　左上颌第一前磨牙已进行桩核冠修复，照片显示患牙咬合面、近中面、颊面牙体组织明显缺失，颊侧颈部龋坏，根管治疗不完善（a~c）。根管再治疗完成后，使用桩核冠修复（Lab Loreti，Rome-Italy）（d~f）。术后随访3年拍摄的根尖片（g）和照片（h，i）。

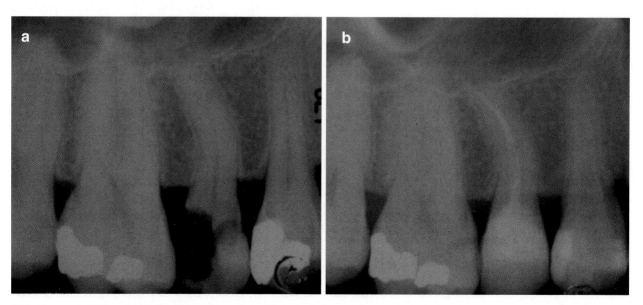

图8.16　右上颌第二前磨牙桩核冠修复，剩余牙体组织较少，近中、远中边缘嵴缺失（a）。采用桩核冠修复（Lab Loreti，Romy-Italy）（b，c）。随访1年（d）。

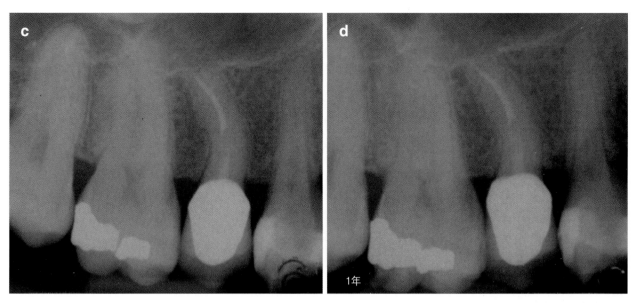

图8.16（续）

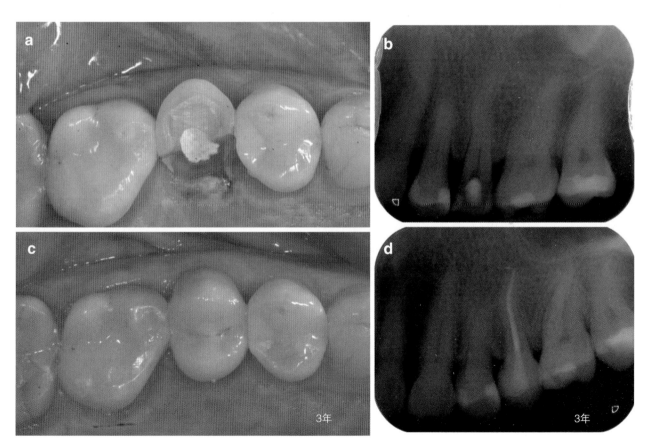

图8.17　牙冠延长术。上颌第二前磨牙腭尖折裂，侵犯牙周生物学宽度（a），需要进行根管治疗和牙冠延长术（b）。术后3年随访时拍摄的照片（c）和根尖片（d）（牙冠延长术由Guerino Paolantoni博士完成，修复治疗由Fabio Teodori博士完成）。

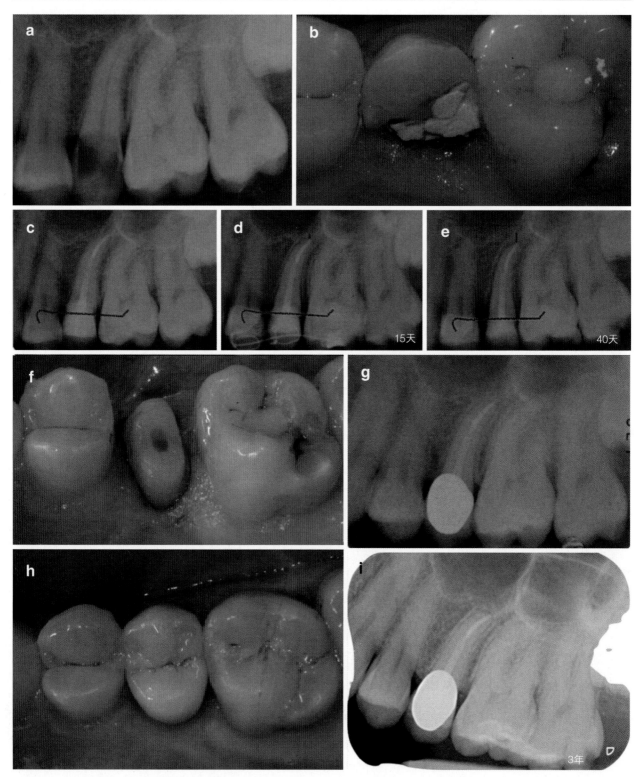

图8.18 正畸牵引术。左上颌第二前磨牙腭尖折裂，侵犯牙周生物学宽度，伴大范围龋损（a，b）。根管治疗完成后，放置纤维桩，进行为期40天的正畸牵引（c~e），然后进行全冠修复（Lab Loreti，Rome-Italy）（f~h）。术后3年随访拍摄的根尖片（i）（正畸牵引由FerruccioTorsello博士完成）。

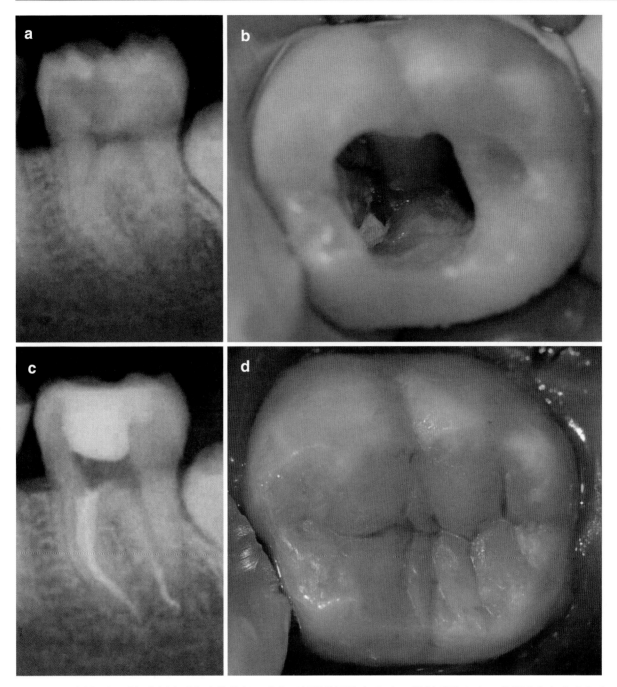

图8.19 下颌磨牙通过复合树脂进行直接修复。咬合面龋损范围较小（a），微创开髓（b）。根管治疗完成后（c），使用复合树脂直接修复（d）。

也可能出现近中向和远中向裂纹，特别是在银汞合金充填的牙齿中[66-67]。有时裂纹会渗透到髓腔内，因此需要进行根管治疗[68]，并且需要采用覆盖全部牙尖的超嵌体进行间接修复，以防止裂纹扩展（图8.20）。在这些病例中，医生需要在根管治疗开始时预防性调磨牙尖、降低咬合，以降低

在治疗期间牙齿折裂的风险。当需要进行间接修复时，可使用大块流动树脂重建修复体核心，并且在缺乏牙本质支持的区域进行牙尖覆盖预备。在这些病例中，也可以考虑使用根管桩。

对于一侧边缘嵴缺失但仍保留大量牙体组织的磨牙，通常不需要使用根管桩和全冠修复，

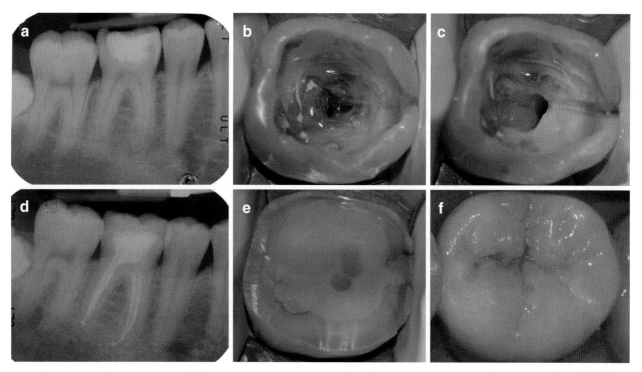

图8.20　右下颌第一磨牙通过纤维桩和超嵌体进行修复。患牙冠部可见大范围修复体，边缘继发龋（a）。拆除修复体后，窝洞底部可见裂纹（b），裂纹从髓腔内延伸至远中面（c）。根管治疗完成后，通过纤维桩和二硅酸锂陶瓷超嵌体粘接修复（Lab Loreti，Rome-Italy）（d~f）。

可采用覆盖缺失边缘嵴附近的两个牙尖的间接修复体，甚至可根据剩余牙体组织量和缺失边缘嵴附近的牙尖厚度，使用复合树脂材料进行直接修复。事实上，对于因龋损穿髓而需要根管治疗的病例，当去净腐质后，微创开髓洞口仅累及一侧边缘嵴时，不需要使用纤维桩，可使用复合树脂进行直接修复（图8.21）。在这种情况下，无论是否进行根管治疗，牙尖的刚度与处理邻面龋而预备的Ⅱ类洞相似[69]。如果患者经济条件较差，不能承担昂贵的间接修复费用，医生可对患牙进行微创根管治疗技术，然后使用复合树脂直接修复Ⅱ类洞（不需要覆盖牙尖），这种修复方案不会影响长期预后。对于牙体组织缺损范围更大的病例，如果开髓洞口并不微创且牙尖基底的厚度<2mm，也可以使用根管桩和覆盖部分牙尖的直接修复体（图8.22）。直接修复与覆盖牙尖的间接修复相比，并不会损害牙齿的抗折性[31]，在这些病例

中，即使是采用直接修复，也可以降低1.5~2mm的牙尖高度并重建咬合解剖结构。在这些病例中，直接修复可作为间接修复前的过渡，这也是使用根管桩的原因。根管治疗后，为更好地维持修复体核心以及由于牙周原因需要进行牙齿半切术时，为避免牙胶暴露，也可以使用根管桩。

对于两侧边缘嵴缺失的磨牙，建议使用根管桩和覆盖全部牙尖的修复体，降低因剩余牙尖刚度减弱和偏斜率增加而导致的折裂风险。在颊舌壁充分保留的病例中，使用覆盖全部牙尖的超嵌体（使用根管桩或者不使用根管桩），可以尽可能地保留牙体组织，同时降低牙尖折裂的风险（图8.23）。当患牙存在大范围修复体、龋损或牙折，导致牙体组织大量缺失时，通常同时需要根管桩和全冠修复（图8.24）。对于牙本质肩领部分（或全部）缺失或侵犯生物学宽度的病例，医生应考虑进行牙冠延长术。当牙本质肩领完全缺失

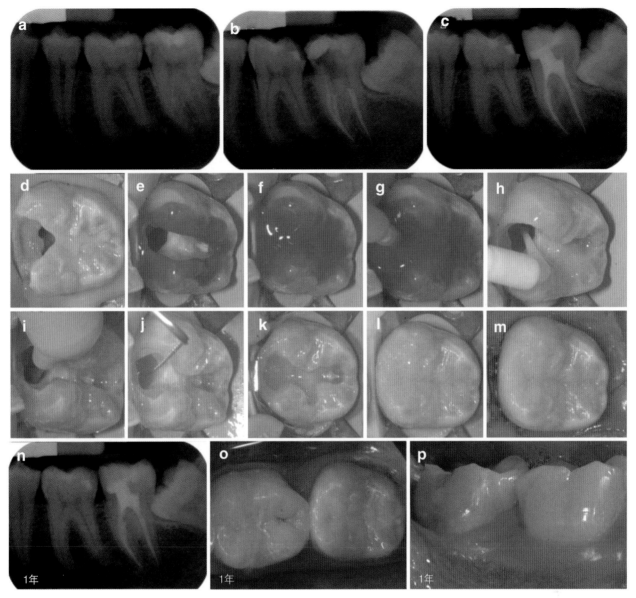

图8.21　左下颌第二磨牙进行微创根管治疗和直接修复。患牙近中深龋（a），进行的微创开髓。根管治疗完成后（b），由于仅缺失一侧边缘嵴（c~m），可以使用复合树脂进行直接修复。术后随访1年拍摄的根尖片（n）和照片（o，p）。

时，医生还应该考虑拔牙种植，或在理想条件下进行手术牵引，或在可获得适合的供牙时进行自体牙移植术。

8.7　根管治疗后牙齿的纤维桩修复

8.7.1　基本概念

根管治疗后的牙齿修复可以使用（或不使用）根管桩[70]。使用根管桩的主要原因是牙齿冠部没有足够的牙体组织来维持修复体核心[5,71]。市面上有不同类型的根管桩。理想根管桩应具有与牙本质相近的物理与机械性能，能与牙体组织粘接，并且在口腔环境中具有生物相容性[70]。为了使应力分布更加均匀，根管桩与牙本质的弹性模量应尽可能接近[72-74]。

金属铸造桩和预成桩会使应力集中在根管桩尖部附近，增加根折的风险[75]。纤维桩的生物力

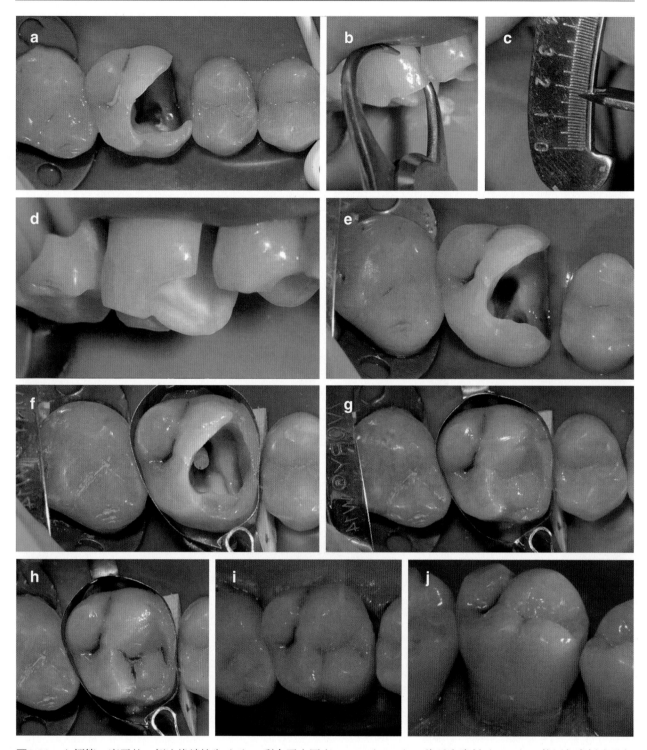

图8.22　上颌第一磨牙的一侧边缘嵴缺失（a），剩余牙尖厚度＜2mm（b，c）。将牙尖降低（d，e），使用复合树脂进行直接修复，通过纤维桩来分散应力（f~j）。

学性能（弹性模量）与牙本质相近[76-77]，是根管治疗后的牙齿修复的金标准。牙本质弹性模量（杨氏模量）的平均值为15~20GPa[77-78]，纤维桩的弹性模量与牙本质的弹性模量最接近，白色玻璃纤维桩的弹性模量与牙本质更相近（24~28GPa）[77]，而黑

色碳纤维桩的弹性模量略高一些（约34GPa）[77]。白色纤维桩适用于美学区域，是前牙最常用的纤维桩[79]。而在后牙使用碳纤维桩可以更好地承受咬合力，因为它们的弹性模量稍高一些。金属桩的弹性模量远高于纤维桩（不锈钢为110GPa，钛

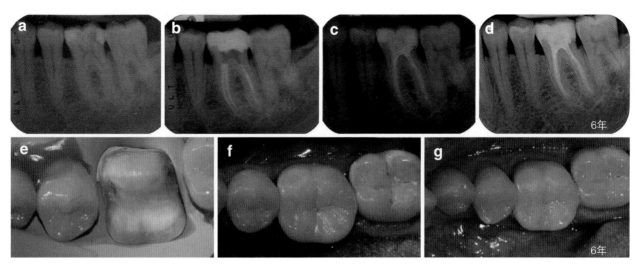

图8.23　左下颌第一磨牙通过纤维桩和超嵌体进行修复。患牙冠部近中和远中可见修复体，边缘继发龋坏（a）。根管治疗完成后（b），降低牙尖（c），使用纤维桩和树脂核进行重建（e），超嵌体粘接修复（Lab Loreti，Rome-Italy）（f）。术后6年随访时拍摄的根尖片（d）和照片（g）。

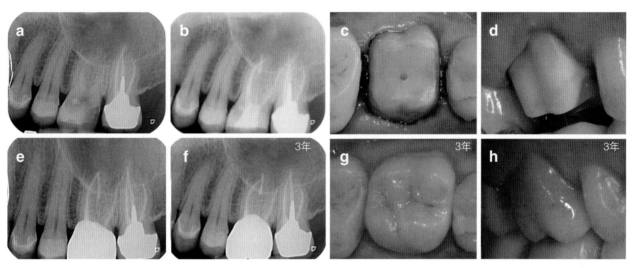

图8.24　左上颌第一磨牙通过纤维桩和全冠进行修复。患牙近中可见大范围修复体，远中大量牙体组织缺失（a）。根管治疗前使用大块树脂充填材料进行重建。根管治疗完成后（b），使用纤维桩和氧化锆冠进行粘接修复（c~e）（Lab Loreti，Rome-Italy）。术后3年随访时拍摄的根尖片（f）和照片（g，h）。

为65GPa），其中黄金桩的弹性模量在不同金属桩中最低（53GPa），与纤维桩的弹性模量相似[77]。因此，当牙本质肩领不存在时，铸造黄金桩核是纤维桩的唯一替代[80]，但在这种情况下，医生应评估无牙本质肩领牙的长期预后，并考虑是否拔牙种植[81-84]。

临床研究表明，使用纤维桩修复的牙齿具有良好的存留率，其性能与铸造桩核相似[85]。虽然金属桩也有良好的预后，但大部分失败的病例都无法再次修复，而使用纤维桩的失败病例大多可以再次修复[85]。这是纤维桩比金属桩在临床上更常用的最重要原因。体外研究也证实，使用非刚性（低模量）根管桩（纤维桩）修复的牙齿与使用刚性（高模量）根管桩（金属桩）修复的牙齿相比，发生不可修复的牙齿折裂的概率较低[84-87]。对于根管治疗后的牙齿，使用玻璃纤维桩修复可增强抗折性，即便牙齿折裂大多数也可以再次修复。因此，为取得更好的临床效果，强烈推荐使用纤维桩[88-89]，这种类型的修复体和牙齿本身也具有较高的存留率[90]。

此外，体内和体外研究均报道，使用纤维桩修复的牙齿，即便发生折裂，大多也可以再次修复。而不使用纤维桩的牙齿，无论是否使用全牙尖覆盖修复，发生折裂后，大多都不能再次修复[91-93]。因此，即使纤维桩不是必需的，只是用来维持修复体核心时，也推荐使用纤维桩来分散应力并防止修复治疗失败。

8.7.2　纤维桩的设计方案

在很多临床情况下，医生可通过使用纤维桩来提高牙齿的生物力学特性，更好地分散咬合力，减少牙齿折裂后无法修复的风险（即使不是必须使用纤维桩来加固修复体核心）。也如当患牙存在邻面洞并且一侧边缘嵴缺失时，为了覆盖缺失边缘嵴附近的牙尖，需要进行间接修复，但患者无法承担根管治疗后间接修复的费用[94]。在这种情况下，医生在根管治疗前就需要制订整体的治疗与修复方案，尽可能地进行微创根管治疗。对于采取折中修复方案的牙齿，应尽可能地保留牙体组织，以改善预后。因此在这些病例中，医生可以选择降低或不降低缺失边缘嵴附近的两个牙尖，使用复合树脂进行直接修复，并且通过纤维桩来改善牙齿的生物力学特性（图8.22）。在理想情况下，这是一种临时的、折中的修复方案，应尽快使用更有效的牙尖覆盖修复方案替代。

当进行部分或完全覆盖牙尖的间接修复（高嵌体/超嵌体）时，也可通过根管桩分散应力，然而并不是必须使用根管桩来加固修复体核心。（图8.13）。根管桩的缺失可能会影响牙齿的抗折性并增加牙尖的应力，这取决于剩余的牙体组织量[95]，因此使用根管桩的目的是：即使患牙在数年后最终会发生折裂，也能再次修复[92,96]。后续当对患牙进行全冠修复时，上述修复方案（使用根管桩）会使全冠修复更简单，只需预备外周牙体组织。这是因为对于大多数需要全冠修复的患牙，都需要使用根管桩来加固核心。目前这种全冠修复体主要用于牙体组织严重缺损的牙齿。

8.7.3　纤维桩的微创粘接技术

在使用纤维桩时，为了在操作过程中最大限度地保留牙体组织，建议使用下文所述的微创粘接技术。

在桩道预备过程中，医生必须全力贯彻微创理念，尽可能多地保留健康牙本质，在根管治疗后仅去除根管充填材料、清洁根管壁而进一步扩大根管[11]。为了放置根管桩而去除更多根部和冠部的剩余牙体组织，并不会带来具体的好处，反而会损害牙齿的长期预后[97]。因此，医生必须了解的最重要信息是：不要为了放置根管桩而将根管冠部扩大到超出进行根管治疗所需的范围。根管桩制造商通常建议的锥形钻不适用于微创桩道预备，因为这些钻针过于粗大、坚硬，总是会过度去除牙本质。GG钻是适用于所有病例的最适合、最微创的钻针，其使用原则是：使用比根管直径更小的钻，只去除充填材料，确保根尖封闭，保留根尖4~5mm的牙胶[98-99]。也可以使用Largo钻，其工作刃更长，因此这种钻针更粗大、坚硬。当患牙的后续修复需要使用根管桩时，如果在根管治疗过程中采用垂直加压技术进行根管充填，建议不回填牙胶或将牙胶回填至可保留足够的桩道长度的位置，仅在根管桩粘接之前对根管壁进行化学清理。

微创桩道预备的另一个重要方面是桩道长度。桩的长度对于金属桩非常重要，与金属桩的固位力和牙根的抗裂性成正比[100]。因此需要尽可能地增加非粘接固位的金属桩的长度，以增加固位力和抗力[11,101-102]。纤维桩通过粘接固位，而且其植入长度不会影响患牙的生物力学性能和抗折性，因此桩的长度对于纤维桩并不重要[53,79]。较短的纤维桩也能获得足够的固位力，用于根管充填后的牙齿修复[103-104]。使用较短的纤维桩的优点是：可以降低在牙根深处进行桩道预备的风险，减少健康牙体组织的去除量。影响根管桩长度的因素包括：当使用根管桩的主要目的不是加固修复体核心时，可选择较短的根管桩（图8.13）；当剩余牙体组织较少时，为了增加固位力和抗折力，应选择较长的根管桩（图8.24）；无论冠方牙体组织剩余多少，医生都不能为了增加桩道长度而将弯曲根管拉直，降低牙齿抗力，因此在根管中1/3存在重度弯曲时可能导致桩道长度缩短[70,105]（图8.16）。通常使用一根纤维桩就能满足根管治疗后的牙齿修复要求，但是对于牙体组织严重缺失的多根牙，建议使用多根纤维桩：这些额外的根管桩的作用只是对抗扭转和侧向力，以及在牙齿破坏最严重的区域起到支持作用，因此不需要预备较长的桩道；甚至在冠部牙体组织较多的情况下，由于牙周支持的减少需要采用较长的桩，在这些病例中，牙槽骨丧失导致冠根比失调，使牙齿的旋转中心向根尖移动，削弱了牙齿对抗侧向力的能力[106]。在牙槽骨缺失的病例中，为了对抗侧向力，医生应该将桩道预备至牙槽骨水平以下靠近杠杆支点的位置（无须考虑剩余牙体组织的量）。

桩道预备是增加牙齿抗力最重要的一步，应尽可能地微创[107]。桩道的清理和消毒是增强纤维桩固位力的重要一步。纤维桩最常见的失败原因不是根裂，而是粘接失败（纤维桩松脱）[108-109]。在桩道机械预备后，应使用17%EDTA或2%氯己定溶液进行1~2分钟的化学冲洗，以清除碎屑和玷污层[110]。EDTA还可以提高自酸蚀底漆的性能[111-112]，氯己定可以增强纤维桩的固位和粘接系统的长期稳定性[113-114]。使用化学制剂的同时需要进行超声荡洗[115-116]，也可以使用手用或机用刷清洁桩道。在清理桩道过程中，必须避免使用过氧化氢和次氯酸钠溶液，这两种冲洗液可能会影响粘接[117-118]。其他材料也可能影响粘接剂的聚合，如果计划一次就诊完成根管治疗和根管桩放置，

应避免使用含丁香酚基质的根管封闭剂[119]，建议使用生物陶瓷和树脂类根管封闭剂。当患牙需要进行漂白时，纤维桩的粘接应该在漂白完成后7~14天进行，以减少漂白剂产生的过氧化物对纤维桩粘接的影响[48]。为增加纤维桩的固位力，医生可以选择经过表面处理的纤维桩以增加表面粗糙度和表面粘接面积[120]，并建立可以增加复合树脂和纤维桩粘接强度的界面[121-122]。

在微创桩道预备中，根管桩的形状也很重要，柱桩纤维桩要求在桩道的根尖部分去除健康牙本质，因此桩道预备并不微创[123]。因此，使用冠方锥度与主尖锉相同的锥形桩是维持根管解剖的最佳选择，而且不会进一步去除对于牙齿抗折性至关重要的健康牙体组织。此外，在使用相同的树脂粘接剂时，锥形根管桩和柱状根管桩的固位力没有统计学差异[104]。

"根管桩的形态应该与根管治疗后的根管形态尽可能相似，根管桩需要适应根管解剖结构而不是通过预备根管来适应根管桩"。根据上述原则，选择锥形纤维桩的金标准是：长度合适、锥度恰当、适应根管，与根管壁没有任何摩擦，不需要进一步扩大根管。按照本书所述的微创修复理念，需要使用非常小的根管桩，但并不会显著影响使用玻璃纤维桩修复的牙齿的生物力学性能[79]。

当根管的冠方部分呈椭圆形，在非圆形根管中使用圆形预成桩时，可能很难遵循上述微创理念。为了减少粘接剂的量和对抗粘接剂聚合过程中的C因素，并且增强修复体的抗力，在单个根管中可能会使用两个或两个以上根管桩[124]。当使用多个根管桩时，会减少粘接剂的用量，但单个椭圆形桩有助于提高其机械性能。因此，有学者研究了一种根据根管解剖制作纤维桩的微创技术[125]，以减少周围粘接剂的量，从而减少粘接过程中产生的气泡，使粘接剂以均匀的厚度分布来增加桩的固位力，而且使用单独的纤维桩可增加桩和修复体的机械性能[77,126-127]。

当纤维桩的粘接完成后，不应长时间暴露在

口腔中，因为潮湿环境会改变纤维桩的机械性能[128]，因此建议使用复合树脂完全覆盖纤维桩。

8.8　结论

根管治疗后的牙齿的存留主要取决于剩余牙体组织的量。因此，过去的几年里，牙髓病学和口腔修复学领域正经历着传统治疗理念趋向微创治疗理念的范式转移：从开髓洞形的预备到冠部修复类型的选择，在所有的操作中尽可能多地保存牙体组织。随着器械、材料和技术的革新，根管治疗技术和根管治疗后的牙齿修复方案产生了重要变化，比如经过热处理的机用镍钛根管预备器械和微创开髓理念。纤维桩与更粗、更硬的金属桩相比，应力分布更安全，桩道预备过程中可

保留更多的健康牙本质[129]。

医生对于咬合的深刻理解对于制订正确的冠部修复方案至关重要。在考虑剩余冠部牙体组织的质与量的基础上，医生可以选择使用复合树脂进行直接修复、降低及覆盖牙尖的间接修复（高嵌体或超嵌体）或者全冠。对于龋坏较为严重的病例，患牙的生物学宽度往往受到侵犯，因此医生需要考虑牙周组织的健康状况[130]。除此之外，还要考虑牙齿的冠根比，可以采用正畸牵引或牙冠延长术来制备出更理想的牙本质肩领，增强牙齿的生物力学特性[131]。

根据上文阐述的理念，可以得出以下结论：在进行根管治疗之前，医生必须考虑根管治疗的最终目的——修复患牙并恢复其功能。

第9章　拔牙种植的微创替代治疗方法

Minimally Invasive Alternatives to Dental Extraction and Implant Placement

Francesc Abella Sans

目录

9.1　自体牙移植简介

经典的自体牙移植技术是指将已萌出甚至是未萌出的牙齿移植到受区拔牙窝或手术制备的牙槽窝中[1]。由于移植成功的牙齿可以像正常牙齿一样行使功能，因此自体移植已成为一种临床可行的治疗方案，可用于替代缺失或预后不良的牙齿[2]。

自体牙移植还包括以下两种技术：

1. 外科牵引：一种在牙槽骨内移植牙齿的技术。通过简单的拔牙技术，将牙齿向冠方复位固定，从而延长临床牙冠[3]。

2. 意向性再植：一种针对根管治疗失败的牙齿的

F. Abella Sans (✉)

Department of Odontology, Universitat Internacional de Catalunya, Barcelona, Spain

e-mail: franabella@uic.es

再治疗技术。通过拔除患牙，在口腔外进行治疗，然后将患牙重新植入原牙槽窝。这种技术有时优于传统的根管手术[4]。

9.1.1　临床检查与诊断

医生必须通过临床和影像学检查，对计划进行自体牙移植的患者进行诊断和评估。目前，在自体牙移植方案的制订过程中，锥形束计算机断层扫描（CBCT）是用于评估牙齿及其周围结构的最理想的三维影像学检查手段。自体牙移植[5]所需的关键信息包括供体牙的解剖外形、牙根的发育情况、受体牙槽窝的尺寸以及供体牙与受区是否匹配。

尽管成功的自体牙移植可以取得长期的效果，但是医生必须告知患者，如果在拔除供体牙时产生并发症、受区骨量不足或出现其他无法预料的情况时，可能必须中断手术[6]。当患者接受复杂且治疗效果不确定的手术时，必须具有自我激励的能力。

9.1.2　优缺点

自体牙移植的主要优点是：

1. 保留牙周膜和牙槽骨。
2. 发育中的儿童/青少年以及成年患者均可以进行自体牙移植。
3. 保留附着龈的自然形状，取得满意的美学效果并恢复患牙功能。
4. 可以通过正畸治疗移动已植入的牙齿。
5. 是种植牙、固定桥、树脂粘接修复体以及可摘局部义齿的代替治疗方案。

自体牙移植的主要缺点是：

1. 比常规拔牙术损伤更大、更复杂。
2. 尽管术前可以通过数字化手段制订手术计划，但是在某些情况下治疗结果难以预测。
3. 可能存在并发症，例如牙根炎症性外吸收、替

代性吸收或牙龈附着水平降低，可能导致牙齿丧失。

9.2　生物学基础

近几十年来，随着人们对于自体牙移植、意向性再植等技术的术后愈合过程的不断深入理解，这些技术的成功率已显著提高[7]。自体牙移植可以作为替换单颗牙齿的治疗方案之一，移植成功的牙齿可以像正常牙齿一样行使功能[8]。然而，当处理牙列缺损的患者时，医生经常忽视自体牙移植，或者由于担心自体牙移植可能出现并发症而将其排除。了解自体牙移植、意向性再植、外科牵引等技术相关的生物学基础知识，有助于理解这些技术取得较高成功率和存留率的生物学原理，这将有助于医生在一些特定情况下考虑这一治疗方案。

9.2.1　牙周膜和骨愈合

良好的牙周膜愈合是自体牙移植、意向性再植和外科牵引等技术取得成功的关键[9]。当牙齿拔除后，大部分牙周膜细胞仍然存活时，在很短的时间内将拔除的牙齿重新植入拔牙窝中，可以实现理想的牙周膜愈合。在这种类型的愈合（称为牙周膜的重新附着）中，牙周膜的结缔组织连接到牙根表面[7]。然而，牙周膜细胞在拔牙过程中可能会受到机械损伤，也会受pH、渗透压、脱水等变化的影响。因此，无创伤拔牙对于取得良好的牙周膜愈合至关重要。在拔牙过程中以及在口腔外处理供体牙期间，医生必须格外小心、谨慎，以保护Hertwig上皮根鞘（HERS）并保持牙髓活力[10]。

理想的牙周膜愈合表现为牙周膜组织的功能性排列，即在移植术后的第3~4周，成纤维细胞和规则排列的胶原纤维束迅速增生[11]。在第8周时，牙周膜及胶原纤维束排列接近正常，因此如有必

要，可以进行最终修复（直接或间接），特别当供体牙根尖已发育成熟时[12]。牙周膜的愈合时间存在不确定性，但是一般至少需要超过1个月的时间。牙周膜通常在根中断裂，位于牙龈区域的牙周膜的重新附着会更快，并且仅需1~3周。在供体牙拔牙过程中，牙周膜在根的中部被切断，在牙根表面留下一层包含细胞成分（比如成牙骨质细胞、成纤维细胞、周细胞、Malassez上皮细胞）的牙周膜层，这对于预防牙根吸收至关重要。尽管成牙骨质细胞层本身足以防止牙根吸收，但拔除的牙齿上尽可能保留较多牙周膜[13]。

自体牙移植一般是在拔除患牙后即刻进行。然而临床上有时也会遇到一些特殊情况，比如患者先天性缺牙或牙齿早期脱落，这时需要通过手术制备受区[14]。通过手术预备的牙槽窝的骨壁上不存在牙周膜纤维[15]。术后最初几周内，血凝块逐渐被肉芽组织所代替，肉芽组织可提供营养并为结缔组织的重新附着奠定基础[16]。在接下来的2~6个月内，成熟的骨质、牙齿-骨质的再附着逐渐取代了肉芽组织和未成熟的骨质[11]。

将牙齿植入手术制备的牙槽窝中，缺点是血运重建较慢并且根尖组织无法获得充足的营养，可能会影响HERS的活性[17-18]。术后牙根的发育取决于HERS的活性，因此在手术制备的牙槽窝中，HERS活性降低会影响牙根的发育[19-20]。通过手术制备新的牙槽窝所引发的创伤会导致血运重建延迟，制备过程中产生的热量会导致骨损伤[15]。

然而在临床上，将供体牙植入手术制备的牙槽窝中可获得良好的愈合效果。大多数病例中未观察到牙根吸收，牙周膜间隙正常，具有正常的生理动度[14]。在一些病例中，尽管患牙颊舌侧牙槽骨萎缩，但是通过引导骨再生仍然可以获得良好的预后[21]。此外，使用一些经过改良的技术可确保以最小的创伤来拔除供体牙，有助于提高成熟磨牙自体移植的成功率，尤其是埋伏或阻生的第三磨牙。例如，超声骨刀有助于预备牙槽窝和无创拔除第三磨牙[22]。总之，医生必须牢记，附

着在受区牙槽窝骨壁上的牙周膜在术后愈合中具有至关重要的作用。

研究表明，牙根表面的牙周膜缺损可通过新生附着来修复。新生附着是指结缔组织与牙根表面的牙周膜结合，其形成机制是牙根表面的牙周膜细胞增殖，牙骨质和Sharpey纤维增加，在牙根表面及其周围组织（骨或牙龈结缔组织）之间形成结缔组织。当移植牙的牙根与骨壁之间存在较大的空隙时，也不需要充填植骨材料[23]，这是自体牙移植与人工种植牙相比的显著优势之一。Garcia和Saffar将20个牙根移植到5只狗的经过手术预备的骨腔中[24]。植入右侧上下骨腔内的牙根的牙周膜保持完整，而左侧骨腔的牙根在植入前进行根面平整并干燥。结果发现，保存牙周膜细胞有益于移植后牙根周围骨质形成。牙周膜细胞是一组异质性细胞群，可分为3类细胞：成纤维细胞、成牙骨质细胞和成骨细胞[25]。牙周膜细胞具有高度的增殖能力，多系分化潜能，可形成牙周膜样组织以及具有高水平的碱性磷酸酶活性，因此可诱导移植牙周围骨再生[26-27]。

当供体牙植入颊舌间隙不足的受区时，可能会出现由于骨开裂而导致的牙根突起以及随后发生的牙槽嵴吸收[28]。因此，医生必须通过三维影像学手段进行术前检查和评估。Imazato和Fukunishi建议，当受区颊舌侧间隙不足时[29]，可以将自体骨移植到裸露的根部上方，进行引导骨组织再生。如果引导骨组织再生取得成功，其治疗结果与没有进行引导骨再生的常规自体牙移植相似[14]。简而言之，受区越窄，失败的可能性就越高[30]。

Tsukiboshi等认为，如果移植牙的牙根损伤范围很小，前体细胞通常会覆盖该区域并形成新的牙周膜[7]，会导致短暂的、表浅的骨吸收，这种现象称为表面吸收或牙骨质愈合，这些吸收区域会随着牙骨质和牙周膜纤维的形成、替代而愈合。然而当损伤范围较大时，会发生替代性吸收。受损的牙根表面会被吸收，骨质沉积并最终导致骨

性粘连。这种情况通常不可逆转，直到牙齿丧失。牙根替代性吸收的速度取决于患者的年龄，患者越年轻，速度越快。

因此，保持供体牙在口外的牙周膜细胞活力，对于确保治疗的长期疗效至关重要。选择适当的存储介质有助于在体外阶段保持或促进细胞活力，避免细胞干燥[31]。细胞生长和存活的关键因素包括生理性渗透浓度、pH和温度[32]。细胞反应取决于周围环境的pH，pH改变可能会影响细胞的生物学过程。细胞生长的最佳pH和渗透浓度分别是6.6～7.8mosmol/kg和230～400mosmol/kg[33]。1981年，Andreasen[10]研究了非洲绿猴的牙齿再植时，供体牙的体外时间和存储介质对牙周与牙髓愈合的影响。结果表明，牙根的吸收频率、体外时间和存储介质之间存在显著的相关性，在干燥保存后尤为明显。当牙齿干燥保存30分钟后，可以观察到牙周膜存活率急剧下降。总而言之，Andreasen证实，对于牙再植术的预后，牙齿的非生理性存储时间比整个体外时间更为重要。

目前学者们已经对各种存储介质进行研究，例如Hank平衡盐溶液（HBSS）、自来水、椰子水、牛奶、蛋清、唾液、蜂胶和佳得乐运动饮料，这些存储介质具有保持细胞活力的能力[34]。Osmanovic等[34]发现，存储2小时后牙周膜细胞死亡率较高的培养基是自来水（53.4%）、唾液（28.6%）和佳得乐（5.4%）。HBSS可以长期保存牙周膜细胞的活力，被认为是牙齿脱位后最佳的存储介质，但是牙科诊所通常没有HBSS。因此对于自体牙移植过程中，最实用的存储介质是生理盐水或牛奶，也可以获得较高的牙周膜细胞存活率[7]。

9.2.2　牙髓再生和牙根发育

牙齿移植、再植或外科牵引会中断HERS的血供。研究表明，未发育成熟的牙齿移植后，只有一小部分根尖的牙髓组织坏死[35]。Skoglund等[36]研究了未发育成熟的犬齿再植或移植后的牙髓血运重建情况。随着新生血管向根管内生长，移植牙的牙髓在术后第4天开始重建血运，在大约1个月后整个牙髓中都可见到新生血管。因此，未发育成熟的牙齿在经过再植或移植后有可能实现牙髓再生。Andreasen等[37]认为，根尖孔直径>1mm的牙齿在移植后能够实现牙髓血运重建。牙齿移植、外伤和正畸移动后，经常出现根管钙化，这是牙髓血运重建后发生的一种防御反应[38]。Abd-Elmeguid等[39]认为根管钙化是牙髓愈合过程中最常见的现象（96%），常发生于术后3～14个月，平均时间为9.5个月。一般来说，牙髓愈合过程中发生根管钙化通常表明牙髓仍存在活力，因此在术后随访过程中，医生必须进行临床和影像学检查。

另外，根尖已发育成熟的牙齿实现血运重建和牙髓愈合的可能性要小得多，因此根管治疗被认为是避免牙齿移植后发生牙髓坏死、根尖周炎和炎症性牙根吸收的一种预防性治疗方法[40-42]。根管治疗可以在自体牙移植术前、术中（口外）或术后2周内进行[43]。然而，Andreasen[37]、Marques-Ferreira[44]和Gaviño[45]等认为，当成熟恒牙的牙根<8.07mm且根尖孔直径>1mm时，可以实现牙髓血运重建。这一观点仍存在争议，Iohara[46]、Laurreys[47]以及Fang[48]等认为，成熟恒牙的根尖孔直径<1mm时也可实现血运重建和牙髓再生。为验证以上观点，必须设计前瞻性临床随机对照研究，纳入研究的牙齿在植入前需要在口外切除根尖，然而临床上并不推荐这种治疗方法。

选择牙根处于理想发育阶段的供体牙进行自体牙移植，并且拔牙过程中避免损伤牙周膜和HERS，可以使牙根持续生长[49]。然而自体牙移植术后牙根的发育情况难以预测，有时牙根长度并没有继续增加[37]。目前文献中比较公认的牙根发育分期是由Moorrees等[50]和Demirjian等[51]提出。Moorrees等[50]将牙根的发育分为阶段1（牙根开始形成）、阶段2（牙根形成1/4）、阶段3（牙根形成1/2）、阶段4（牙根形成3/4）、阶段5（牙根完全形成，根尖呈喇叭口状）、阶段6（牙根完全形成，根尖已发育1/2）和阶段7（牙根完全形成，根尖已完全发育成熟）。由于牙齿移植后牙根的长度难以继续增加，因此一些学者建议选择牙根发育第3至第5阶段的牙齿作为供体牙。

Van Westerveld等[52]评估了牙齿移植前牙根的发育阶段和根尖宽度，作为自体牙移植后牙根长度能否继续增加的预测指标。纳入研究的58颗前磨牙中，53颗（91.4%）的牙根长度继续增加，其余5颗（8.6%）牙根长度没有继续增加。随访结束时，牙根长度平均增加1.9mm（范围：≤4.3mm；标准差：1.2mm）。术前根尖孔直径（≥2mm）与术后牙根伸长具有相关性。该研究认为，牙根发育50%~75%（预估长度）的牙齿可作为供体牙，此时根尖孔（根尖孔直径至少>1mm）具有实现牙髓再生的潜力。

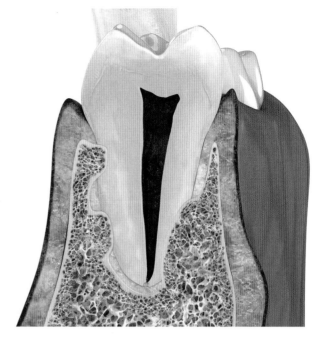

图9.1 替代性吸收或骨性粘连。根部牙本质被骨组织替代，导致骨与牙齿粘连。当牙周膜大量丧失时，会发生此现象。

9.3 牙根吸收的机制

在自体牙移植、意向性再植和外科牵引等病例中，术后可能会出现3种牙根吸收现象：替代性吸收、炎症性外吸收或者外表面吸收（牙骨质愈合）。根据是否存在牙髓感染以及牙周膜的状态，术后可能会发生这3种情况之一，有时可能会同时发生。

9.3.1 替代性吸收或骨性粘连（图9.1）

当移植或再植的牙齿暴露于空气中、长时间存储在不适当的介质中或者在拔除过程中受到创伤，牙周膜可能会坏死，导致术后无法实现正常的牙周膜愈合[53]。在这种情况下，坏死的牙周膜会促进牙槽骨生长，骨组织可能会逐渐替代牙齿[54]。骨组织的重建是连续的、内环境稳态的一部分[7]。牙周膜坏死或丧失后，当牙根与牙槽骨、破骨细胞接触时，牙骨质和牙本质促进骨重建，并且

牙根表面同时发生牙根吸收和骨结合。这种类型的吸收称为替代性吸收或骨性粘连。骨性粘连是持续进行的过程，骨组织可能会逐渐完全替代牙齿，最终可能导致牙齿丧失[55]。然而，由于术前医生会详细地制订治疗计划，因此自体牙移植、意向性再植和外科牵引术后发生骨性粘连的发生率非常低。

牙根吸收的速度可能取决于患者骨骼生长的速度。Andersson等[55]发现年轻患者（8~16岁）的牙根吸收速度快于年长患者（17~39岁）。对于年轻个体，再植牙发生牙根吸收常出现在术后3~7年，而在年龄较大的患者中，再植牙的吸收可能持续数十年或终身。

发生骨性粘连的患牙首先叩诊呈高调金属音，然后表现为松动度降低、替代性吸收和渐进性下沉[56]。渐近性下沉是由于周围牙槽骨生长停滞，而骨骼仍持续生长所致。这种状况一旦发生就不可逆转，目前尚无阻断这种情况的措施。牙

齿下沉会影响齿龈美学，增加修复治疗难度。

在某些病例中，可能会发生部分骨性粘连。当牙齿发生部分骨性粘连时，仍具有一定的动度，并且叩诊反应正常，因此临床诊断难度较大。医生需要通过长期的影像学随访评估来判断部分骨性粘连是发展为完全的替代性吸收还是通过新生附着而最终愈合。

9.3.2　炎症性外吸收（图9.2）

牙齿再植或移植术后发生炎症性外吸收，需要以下两个条件[57]：

1. 根管系统感染。
2. 在拔牙或口外操作过程中，牙骨质受到机械损伤，导致牙骨质丧失，使牙本质小管暴露于周围的牙周膜和骨组织中。

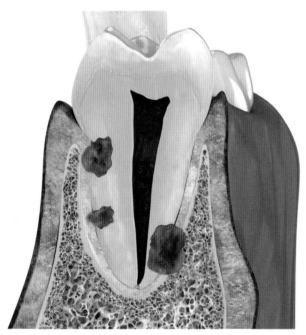

图9.2　炎症性外吸收。牙体组织的吸收是感染的牙髓组织引起的根尖周炎症所致。在牙根和邻近骨组织中都可以观察到充满肉芽组织的吸收腔。炎症性外吸收是一种可逆的现象，如果去除了感染的牙髓组织，吸收将停止。

当细菌及其副产物通过牙本质小管渗透到牙根表面时，会导致炎症反应[7]。炎症性外吸收主要表现为牙齿结构丧失（牙齿移植或再植后1~2个月）、牙周膜和牙槽骨出现低密度影[11]。这是由于吸收形成的缺损中存在肉芽组织，因此形成射线透射影像。炎症性外吸收的牙齿对于牙髓敏感测试的反应为阴性。除了由于根管感染而引起急性根尖周炎或形成根尖脓肿外，大多数病例没有其他临床症状或体征[19]。炎症性外吸收可能发生在牙根的任何位置，常见于牙根的侧方和根尖。

当炎症性外吸收已经发生时，医生可以通过根管治疗使吸收过程中断并促进硬组织修复。建议使用皮质类固醇-抗生素进行根管内封药来预防和控制炎症性外吸收[57]。由于氢氧化钙具有刺激性，不建议作为首选药物，但是当需要时可后续用来促进硬组织修复[7]。根管治疗后，牙周膜组织将替代肉芽组织，可以通过观察是否形成新的附着来判断愈合情况。牙齿再植或移植术后，医生还必须监测牙髓的状态，尤其是对于根尖未发育成熟的供体牙。如上所述，根尖未发育成熟的供体牙能够实现牙髓再血管化，使得牙根继续发育，但是一旦发生炎症性外吸收，应尽早进行根管治疗，促进牙根形成新附着。

9.3.3　外表面吸收（图9.3）

外表面吸收是牙周膜局部损伤的一种愈合反应。巨噬细胞和破骨细胞会吸收受损牙周膜附近的牙骨质，在牙根表面形成浅碟形缺损[58]。当成牙骨质细胞层仍保持完整，下方的牙本质小管暴露时，成牙骨质细胞形成牙骨质，结合新形成的Sharpey纤维来修复根面缺损。外表面吸收是一种具有自限性、可自行修复的、非侵袭性的吸收过程。在经过修复过程后，可观察到沿牙根缺损轮廓的正常牙周膜间隙。对于轻度牙外伤（牙震荡和半脱位）或者牙齿再植、移植病例，牙根外表面吸收是一种良好的愈合反应[24]。

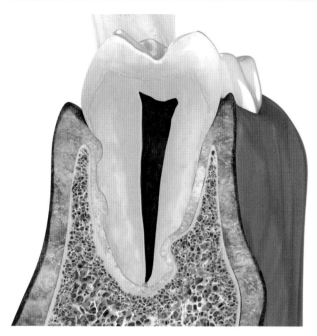

图9.3　外表面吸收。外表面吸收是部分牙周膜受到轻微的损伤所致的一过性结果，吸收区域随后会修复。

9.4　适应证和治疗步骤

9.4.1　分类

外科牵引技术、意向性再植与自体牙移植具有相同的愈合过程，临床操作步骤也大同小异。下面将分别介绍这3种技术的适应证和详细操作步骤。

9.4.2　外科牵引技术：适应证与临床技术

临床上在修复牙体组织严重缺损的牙齿时，应确保恰当的生物学宽度，即修复体边缘与牙槽嵴顶之间的距离[59-60]。当剩余牙体组织不足时，医生可以考虑以下3种技术：牙冠延长术、正畸牵引或外科牵引技术[61]。外科牵引技术，也称为牙槽骨内移植术，是指将牙根移位到更靠近冠方的位置，为后续修复提供足够的牙本质肩领[62]。当临床上选择使用以上3种技术的其中一种时，医

生需要考虑以下一些与患者相关的因素：美学需求、临床冠根比、邻近组织结构、牙根的形态、根分叉的位置、牙齿的位置及其在全口牙列中的相对位置[63-64]。

外科牵引技术可用于某些不适于进行骨手术的临床情况。此外，大范围的骨手术可能会导致牙周袋深度和牙齿活动度增加，累及根分叉，降低冠根比，相邻牙齿或种植牙的牙周支持组织缺失[65]。如果在前牙区进行冠延长术，从美观和功能的角度来看，可能会导致牙龈乳头丧失、牙龈边缘不齐、冠根比不佳[66]。

正畸牵引是另外一种治疗方法[63]。该技术较为微创，可改善而非损害美学外观，不影响相邻牙齿的牙周支持组织[61]。然而该技术具有局限性，包括患者的接受程度、治疗时间、合适的正畸支抗以及复发的风险[66]。

如前所述，外科牵引技术将剩余的牙齿结构在同一牙槽窝中朝着更靠近牙龈的位置移动[67]。Tegsjö等[68]首先提出使用外科牵引技术治疗青少年牙外伤。这种技术基于牙齿全脱位后再植入的生物学特点，医生可以直接观察牙根，从而有助于制订治疗计划。Khanberg[62]认为牙根的根尖区域应避免进行截骨和骨移植，而是要仔细且轻柔地将牙根脱位，直到将牙根牵引至所需的位置。外科牵引术后，手术创伤可能会导致根尖吸收和边缘牙槽骨丧失[69]。

外科牵引技术尤其适用于牙根已经发育成熟并且位于牙槽嵴中的根长足以支持修复体（比如桩核冠）[70]（图9.4）。外科牵引技术取得成功的关键是牙齿脱位过程中对牙根表面成牙骨质细胞层造成的损伤较小[71]。

传统的拔牙技术使用牙挺和牙龈分离器，不可避免地会在一定程度上损伤牙槽骨和根面[72]。建议只使用拔牙钳或微创拔牙器械在垂直方向上进行拔牙[71]。微创垂直向牵引拔牙的主要目的是无须翻瓣就能够拔除牙体严重缺损的牙齿，减少术后牙槽骨吸收[72-74]。

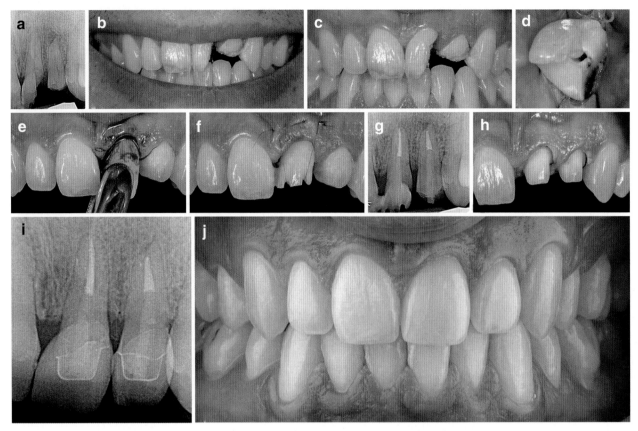

图9.4 牙外伤后的外科牵引技术。（a，b）上颌左侧中切牙、侧切牙的术前检查。根尖片显示牙周膜间隙完整，没有明显的根折线。（c）21牙的诊断为复杂性冠根折，一部分折裂线位于龈下，22牙的牙冠中1/3冠折。（d）21牙立即进行根管治疗。（e）使用钳子拔除21牙。（f）用缝合线固定21牙，并使用纤维树脂带粘接固定到11牙。（g）使用纤维桩和复合树脂修复21牙。（h）最终修复之前的牙体预备照片。（i）术后7年随访，根尖片显示患牙未出现牙根吸收、牙槽骨吸收或根尖周病变。（j）术后7年随访时拍摄的照片（该病例由Ramón Gómez-Meda博士提供）。

9.4.2.1　诊断和治疗计划

- 询问病史，确认患者是否存在手术禁忌证。代谢异常或免疫抑制等危险因素会延迟愈合并影响预后。患者的年龄也很重要，老年患者的牙槽骨更致密，手术难度更大。

- 外科牵引最适于单根牙，特别是具有圆锥形牙根的单根牙。多根牙不建议进行外科牵引，尤其根柱短小的牙齿，更容易导致根分叉病变。为保证牙齿在术后正常行使功能，冠根比至少为1：1。

- 对于后牙，必须在术前拍摄咬翼片以准确测量牙齿边缘到牙槽嵴顶的距离。

- 以上信息有助于医生选择最终修复体的类型。需要牵引的牙根长度取决于所选择的修复体类型与牙体预备量。粘接性修复体与全瓷冠相比，牙体预备能保留较多的健康组织。

9.4.2.2　操作步骤

- 建议使用根管桩或复合树脂核对患牙进行初步修复，以最大限度地减少拔牙或复位过程中牙体折裂的风险。如果可以在橡皮障隔离下进行治疗，建议术前先进行根管治疗或非手术再治疗。如果无法在橡皮障隔离下进行治疗，应在术后立即进行根管治疗。

- 局麻后，可使用小手术刀片或微型骨膜剥离器小心地分离牙龈纤维附着，注意不要损伤根面。然后可以借助拔牙钳使牙齿脱位。对于牙根很长且冠方牙体组织完全缺失的牙齿，可以使用垂直向拔牙器械[75]。在大多数情况下，外科牵引不需要翻瓣。

- 建议使用放大设备以检查牙根表面是否存在裂纹。根据边缘缺损的位置，可以在牙植入之前将牙齿旋转180°，以便于修复并减少所需的牵引高度。

- 将牙齿向冠方牵引至最恰当的位置后，医生可以使用弹性固定技术（比如缝合、不锈钢丝和复合树脂或树脂加强型玻璃离子水门汀[76]）将牙齿固定2周。

- 手术敷料可使用3~5天，以促进软组织愈合并防止术区污染。如果牙根的松动度较大，表明牵引出的牙根与牙槽窝不匹配，可能需要弹性固定6周[74]。牙体组织边缘与牙槽嵴顶的距离至少为3mm（图9.5和图9.6）。

- 如果患牙没有进行过根管治疗，应该在术后2周内进行根管治疗，以预防炎症性外吸收[77]。建议使用皮质类固醇糊剂而非氢氧化钙糊剂进行根管内封药代替氢氧化钙封药。氢氧化钙可能会影响牙周愈合[78]。

- 一般不建议在体外进行根管治疗。体外根管治疗可能会影响牙周膜活性，时间越长，牙根吸收的风险就越大[10]。如果体外治疗时间能够控制在12分钟以内，医生可以在直视下去除根管系统中最复杂的根尖部分。牙根的长度是体外进行根尖切除术需要考虑的关键因素之一。根尖切除术可能会导致牙根长度不足，损害冠根比，因此不适用于根长较短的牙齿。

- 最终修复（直接或间接修复）通常在术后6~8周内进行。有学者建议在外科牵引术后全身应用抗生素，但是目前尚无证据支持这一观点[79]。

9.4.3 意向性再植：适应证与临床技术

意向性再植可用于处理根管治疗失败的牙齿，首先将患牙拔除，然后在体外进行治疗，最后将其植入牙槽窝[4,80]（图9.7）。意向性再植与外科牵引技术的不同之处是在体外进行治疗后将患牙复位固定在相同的牙槽骨水平，而不需要向冠方牵引固定。在某些情况下，医生可以将以上两种技术联合使用，从而改善患牙的修复和根尖周状况。

意向性再植可用于处理一些特定的、具有挑战性的临床情况。尽管意向性再植风行一时，但并非一种新的治疗方法。在18世纪，"现代牙科之父"皮埃尔·法查德首次开展了意向性再植[81]。随着人们对于伤口愈合机制的深入理解，这种手术的适应证逐步拓展。意向性再植可用于以下多种临床情况[4,82-83]，包括根管治疗失败、解剖限制、手术入路不佳、持续性慢性疼痛、牙根外吸收、牙根纵裂、颞下颌关节脱位、不配合快速正畸牵引、患者拒绝显微根管手术或张口受限、需要花费较长时间和/或昂贵的治疗费用。近期研究显示，意向性再植的成功率接近90%[84-85]，因此按照现代治疗技术进行的意向性再植是一种预后良好的治疗方式[86]。

具有单个圆锥形根的牙齿更容易拔除，而且拔牙过程中不会对根面造成较大损伤，同时降低了牙折风险。此外，意向性再植的口外操作时间应尽可能短[83]。牙脱位的相关文献有助于理解口外时间的概念，尤其是干燥时间[87]。口外时间超过30分钟会增加术后发生牙根替代性吸收的风险[88]。

显微根管外科可处理一些常规根管再治疗无法解决的问题[89]。然而由于解剖学因素（比如，根尖接近颏神经或上颌窦、颊侧骨板较厚或下颌磨牙舌侧等无法进行操作的部位），或由于经济因素（患者也可能拒绝拔牙后种植），有些病例无法通过显微根管外科进行有效治疗[90]。当非手术和手术再治疗预后较差或者无法进行时，可考虑意向性再植，从而减少并发症[82,91]。即便意向性再植失败，主观上也推迟了植入种植体的时间，而不是从一开始就进行拔牙种植[85]。

意向性再植的主要优点是可以在放大直视

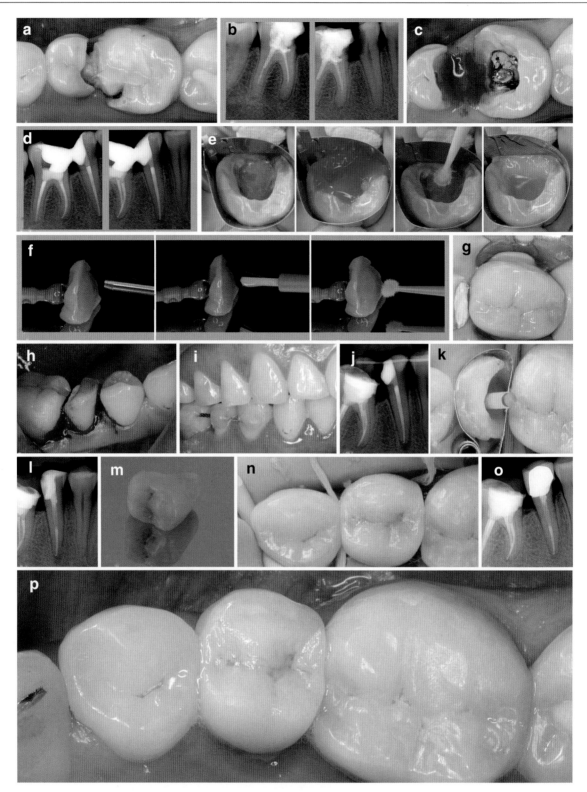

图9.5　通过外科牵引技术处理下颌前磨牙。（a）临床检查显示下颌右侧第一磨牙具有大范围继发龋，下颌右侧第二前磨牙的冠部牙体组织部分丧失。（b）根尖片。（c）去除龋坏组织，使用复合树脂充填。（d）45牙接受根管治疗，46牙接受非手术根管再治疗。（e）46牙进行龈壁提升。（f）46牙进行粘接修复。（g）46牙修复1周后的咬合面照片。（h）使用无创伤外科牵引技术，使牙齿边缘距牙槽嵴顶至少3mm。（i）使用钢丝和复合树脂系统进行弹性固定。（j）根尖片显示45牙根尖区通过外科牵引后所获得的间隙。（k）通过纤维桩和复合树脂修复45牙。（l）术后4周随访时拍摄的根尖片。（m）氧化锆全冠。（n）将氧化锆全冠粘接在45牙上。术后36个月随访时拍摄的（o）根尖片和（p）临床照片。

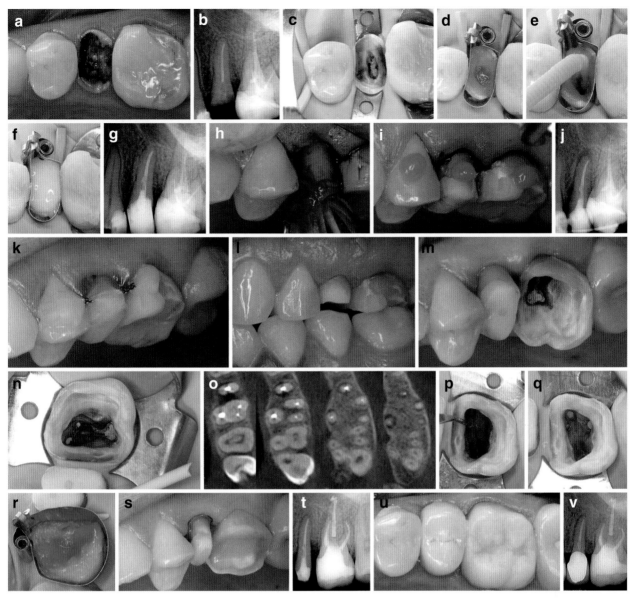

图9.6 严重龋坏的上颌前磨牙的处理。（a）上颌左侧第二前磨牙龋坏至龈下。（b）根尖片显示患牙已进行根管治疗，龈下龋损侵犯了生物学宽度。（c）在进行非手术根管再治疗之前，使用橡皮障隔离患牙。（d~f）使用纤维桩加固复合树脂核。（g）非手术根管再治疗完成后拍摄的根尖片。（h）外科牵引。（i~k）使用钢丝和复合树脂制作弹性夹板来固定患牙。（l，m）术后4周随访时拍摄的临床照片。（n）在非手术根管再治疗前使用橡皮障隔离26牙。（o）上颌左侧后牙区拍摄CBCT，以制订治疗计划。（p）定位MB2。（q）非手术根管再治疗已完成。（r）磷酸酸蚀。（s）牙体预备。（t）术后8周随访时拍摄的根尖片。（u，v）术后24个月随访时临床和影像学检查显示患牙的牙龈健康并伴有正常的牙周轮廓。

下检查和修复根面，包括常规治疗难以处理的部位，从而减少了潜在的牙周膜损伤（图9.8）。意向性再植与其他治疗方案相比，性价比更高、手术时间更短[90]。以往观点认为，医生必须仔细筛选病例，并告知患者成功的可能性很低。然而最近的一些研究认为，意向性再植可用于有效处理

以往无法进行治疗的一些病例，例如牙根纵裂[92-93]、伴有严重牙周病而无法保留的牙齿[94-95]或侵入性牙颈部吸收病例（通过传统治疗手段无法对病变进行有效清理和封闭）[96]。

意向性再植术存在以下禁忌证：常规根管手术或拔牙后种植的预后更好，无法控制的牙周

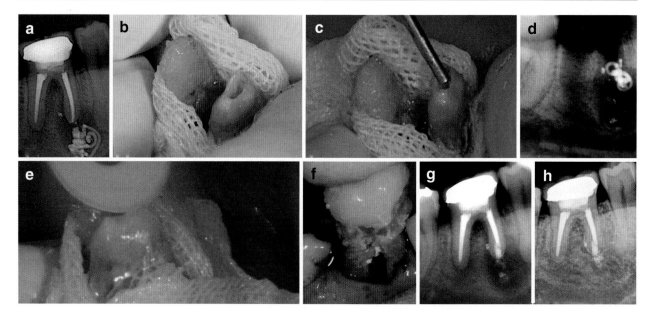

图9.7 下颌第一磨牙的意向性再植。（a）根尖片显示患牙近中根管大量充填材料超出根尖孔，根尖周伴有大范围低密度影。（b）轻柔地用生理盐水浸泡的纱布覆盖牙根的冠部2/3。准备进行根管倒预备。（c）双固化树脂改性的玻璃离子（Geristore；DenMat，Santa Maria，CA）作为倒充填材料。（d）去除根尖周围的肉芽组织和超充材料，注意避免损伤牙槽窝骨壁。（e）在将牙齿再植之前进行最后的抛光。（f）手指加压使患牙复位。（g）意向性再植完成后立即拍摄根尖片。（h）术后24个月随访时拍摄的根尖片（该病例由Miguel Roig博士和Fernando Durán-Sindreu博士提供）。

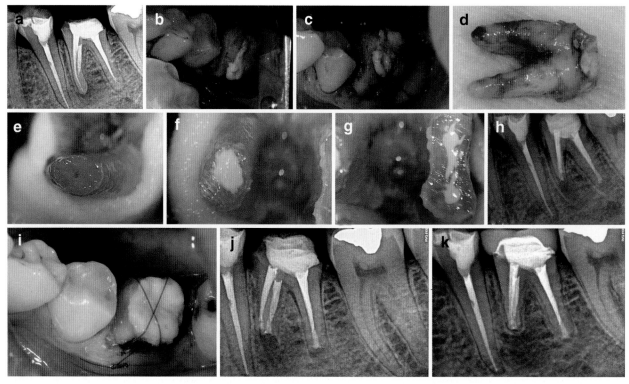

图9.8 通过意向性再植术处理根管治疗失败的病例。（a）34岁男性患者，下颌左侧第一磨牙根尖周可见低密度影。患牙近中根管和远中根管的根尖可见分离器械。患牙拒绝显微根管手术。（b，c）使用钳子拔除牙齿。（d）拔除的牙齿，可见完整的牙周膜覆盖牙根。（e）切除根尖3mm，可观察到分离的器械。（f，g）使用Biodentine（Septodont，Saint-Maurdes-fossés，France）倒充填。（h）术后根尖片。（i）用缝合线固定患牙。（j）意向性再植术后3个月。（k）意向性再植术后4年，牙根外表面可见吸收区域，这是牙周膜局部损伤的修复反应。

病，无法修复的牙齿，需要半切或骨修整才能拔除的牙齿，修复体具有多颗基牙，患牙是其中一部分，或患牙具有多个牙根[97]。对具有多个牙根的患牙进行意向性再植时，一位医生应借助3D打印牙检查、预备受区，另一位医生在体外同步进行根管手术。这样会显著减少体外操作时间，同时避免了牙齿表面的过度摩擦。

9.4.3.1　诊断和治疗计划

- 医生必须告知患者其他可供选择的治疗方案，包括各种治疗方案的优点和缺点。如果患者选择进行意向性再植，必须签署知情同意书。在病历中记录患者的病史和既往史，并排除所有的禁忌证。

- 术前必须进行详细的临床和影像学检查，包括牙周探诊、松动度、叩诊、咬合、根尖片和小视野CBCT等。通常以上检查手段，医生能够评估患牙的根管治疗情况（根管系统解剖、是否存在分离器械或穿孔、根管桩的大小与长度）及其与相邻解剖结构（比如颏神经、下牙槽神经和上颌窦）的位置关系。患者的年龄也很重要，老年患者的牙槽骨更致密，手术难度更大。

- 意向性再植的禁忌证包括可进行显微根管手术或诊断为牙根纵裂的牙齿。其适应证包括由于解剖限制、颊侧皮质骨板过厚而无法进行显微根管手术的牙齿，常规手段难以有效处理的畸形根面沟，伴有根管穿孔或侵入性牙颈部吸收的牙齿。

- 小视野CBCT不仅有助于医生对术区进行三维评估，还可以对患牙进行三维重建和3D打印。可以显著减少体外操作时间，尤其是在处理多根牙时（多根牙进行意向性再植难度非常大）。

- 对于牙根结构复杂、拔牙过程中折裂风险高的牙齿，建议在术前2~3周通过正畸治疗使牙齿松动[91]。

9.4.3.2　操作步骤

- 术前1小时，嘱患者使用0.12%葡萄糖酸氯己定含漱，口服600mg布洛芬。全身预防性使用抗生素（阿莫西林/克拉维酸）可以降低失败率[42]。两位医生联合进行手术可减少操作时间。

- 局麻后，应尽可能小心地拔除患牙，以免损伤根面。使用#15或类似的刀片平行于牙周膜间隙插入，并用拔牙锤轻轻敲击。然后使用钳子，沿颊舌方向缓慢而稳定地使牙齿脱位，直到牙齿垂直向脱出。建议使用橡皮筋固定拔牙镊的手柄。拔除过程中切勿使用牙挺，以免对根面和牙槽骨造成不必要的损伤。在某些情况下，可以通过翻开黏骨膜瓣获得根尖到牙冠边缘的通路，从而避免损坏牙冠。最后，在体外处理牙齿阶段，叮嘱患者咬住湿纱布，以保护受区免受污染。

- 拔除牙齿后，应立即进行显微根管手术[98]。首先小心地去除附着在牙根上的所有肉芽组织，检查是否存在根折线、裂纹和侧支根管，然后使用浸有大量生理盐水或HBSS的纱布覆盖根面的冠2/3。

- 当一位医生进行显微根管手术时，另一位医生小心地去除根尖周的肉芽组织，以免损伤牙槽骨壁。3D打印牙模型可用来检查、修整牙槽窝，直到可以平滑地进入且紧密接触牙槽窝。

- 然后使用无菌盐水溶液冲洗牙槽窝，轻轻地将牙齿重新植入。如果牙齿在牙槽窝中较为稳固，则不需要夹板固定，患者只需要在牙齿植入后通过咬住无菌纱布来固定即刻。当牙齿在牙槽窝中并不稳固时，必须使用弹性夹板（即树脂–金属丝夹板或间断缝合）固定2周。此外，还可以使用手术敷料来保护术区免受感染并保存血凝块，从而促进术区愈合。在术后最初的几个月内可能需要调整咬合以降低咬合力。

- 对于存在根管穿孔或发生侵入性牙颈部吸收的牙齿，医生可以通过相同的方式进行处理，并且根据不同的情况选择合适的修补材料。

9.4.4　自体牙移植：适应证与临床技术

当口腔中的一颗牙齿无法进行修复而另一颗牙齿（例如第三磨牙或错位牙）无法正常行使功能或需要正畸拔除时，可以考虑传统的自体牙移植技术[99]。然而只有在可以使用合适的供体牙而且不会产生并发症情况下[7,100]，或者由于某些原因（比如功能、时间、成本或长期预后）而不能选择其他治疗方案（正畸、种植体、固定或可摘局部义齿）时，医生才应该向患者建议这种治疗方案。由于自体牙移植有助于促进功能适应和牙槽骨诱导，重新建立正常的牙槽突（尤其是对于正处于生长发育期的患者），使得人们对于这种治疗方案再次产生兴趣[7]。

自体牙移植正广泛应用于颅面发育尚未完成的患者以及成年患者。这种治疗方案可有效处理各种不同的临床情况，包括深龋、牙外伤、牙周病和牙髓病，以及阻生齿或牙齿缺失。然而在以上所有情况中，医生必须分辨以下两种患者：一种是正处于成长发育期而早期失去恒牙的患者，另一种是已经完成生长发育并且可以在正常情况下进行种植牙的患者。

种植牙技术正广泛用于修复牙列缺损和牙列缺失，成功率高且预后非常稳定。种植牙技术与传统的固定桥修复、树脂粘接修复和可摘局部义齿相比，其临床效果更佳[101-102]。然而种植牙术后可能会产生医源性和生物学并发症，包括种植体周围疾病[103-104]。这些并发症会给患者带来经济负担[91]，影响患者对于种植牙技术的看法[105]。此外，对于正处于生长发育期的患者，禁止使用种植牙技术，因为种植体无法跟随颌面生长发育，并且在生长过程中会导致错𬌗畸形[106-107]。

拔牙后牙槽骨量明显减少，增加了修复治疗的难度，尤其是对于正处于成长发育期中的患者[8]，硬组织和软组织的生理变化可能会影响修复治疗的预后[108]。如果考虑种植牙，通常要先进行骨增量。自体牙移植可以保持牙槽骨结构并适应生长发育变化，因此更适合处于生长发育期的患者（图9.9）。自体牙移植也存在一些潜在并发症，包括牙髓坏死感染、替代性吸收和牙根发育不良等。Rohof等[109]认为自体牙移植并发症的发生率<5%。医生必须针对每位患者进行个体化评估，以考虑自体牙移植的近期、短期和长期预后，以及可行的替代治疗方案。采用多学科诊疗方案有助于改善自体牙移植的预后[110]。

9.4.4.1　诊断和治疗计划

- 在实施自体牙移植之前，必须进行仔细的临床检查（包括拍摄临床照片）、影像学检查和牙周检查。医生应注意评估患者的软组织状况以及龋病风险。与上述其他治疗方案一样，医生需要询问患者的病史和既往史。此外，建议在术前几个小时全身使用抗生素，以确保在术中和术后患者血液中的抗生素水平较为理想。

- 医生必须对供体牙进行评估，以确保牙根的形态与受区相匹配。建议通过小视野CBCT对供体牙和受区进行评估，并有助于选择理想的供体牙。此外，可以通过手术设计软件来规划供体牙在受区的理想位置（图9.10）。通过小视野CBCT测量一些基本参数，比如牙槽嵴的近远中和颊舌侧宽度，受区与下颌神经管或上颌窦的距离。对于处于生长发育期的患者，理想的供体牙的牙根发育阶段应为4或5。

- 口腔卫生宣教。必须在术前或术中进行口腔卫生宣教、龈上洁治、龈下刮治和根面平整。在筛选病例之前，医生必须确保患者具有良好的口腔卫生习惯。对于不愿意改善口腔卫生习惯的患者，不建议进行自体牙移植。

- 拔牙时机。确定受区牙和供体牙的正确拔除时机有时较为困难，受区牙疼痛或供体牙的牙根发育情况等因素可能会加快或延迟拔牙时机。如果可以同时进行拔牙和移植，受区拔牙窝中

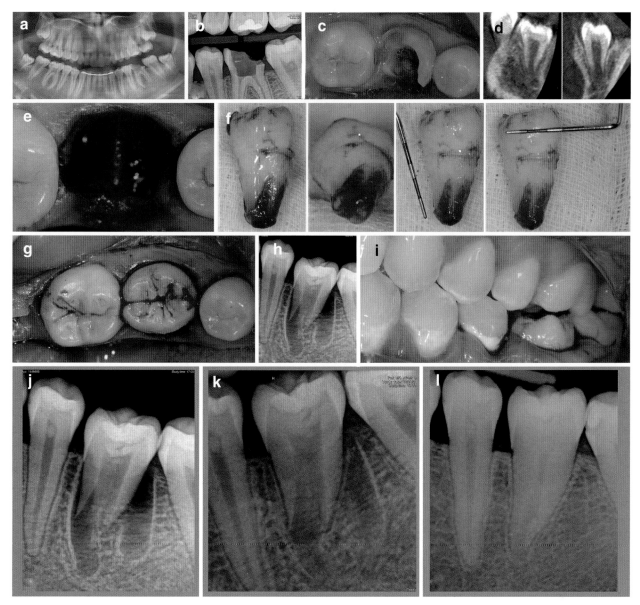

图9.9 年轻恒牙的自体牙移植。（a，b）16岁女性患者，术前X线片显示下颌第一磨牙的牙体组织严重破坏。（c）由于患牙无法进行修复，因此计划拔除后移植下颌第三磨牙。（d）通过小视野CBCT评估供体牙的大小和形状是否合适。（e）拔除第一磨牙后，供体牙的移植部位，必须去除牙槽间隔。（f）供体牙（下颌左侧第三磨牙）的牙囊完整。（g）供体牙植入后。（h）拍摄根尖片检查供体牙在牙槽窝中的位置。（i）移植后的牙齿位于咬合接触下方2mm处。（j）术后4周随访时拍摄的根尖片。（k）术后3个月随访时拍摄的根尖片。（l）术后3年随访时拍摄的根尖片。由于移植牙根尖未发育成熟，可促进血运重建、牙髓愈合和牙根继续发育，因此不需要进行根管治疗（该病例由Alejandro Núñez博士和Nacho Cañameras博士提供）。

存在的牙周膜可以促进愈合，同时可以避免患者接受二次手术。然而在某些情况下，医生可能需要或被迫延期移植，比如受区存在急性、慢性感染或窦道，孕妇，无法进行早期手术的患者，先天性缺牙或早期牙缺失，受区近远中空间不足，需要事先进行正畸治疗。

- 根管治疗的时机。对于根尖已完全发育成熟的供体牙，在大多数情况下有必要进行根管治疗，以防止炎症性牙根外吸收。根据供体牙的位置及其解剖结构的复杂性，可以在移植前、移植中或移植2周内进行根管治疗。
- 手术模型的制作：3D打印牙模型和导板。三维

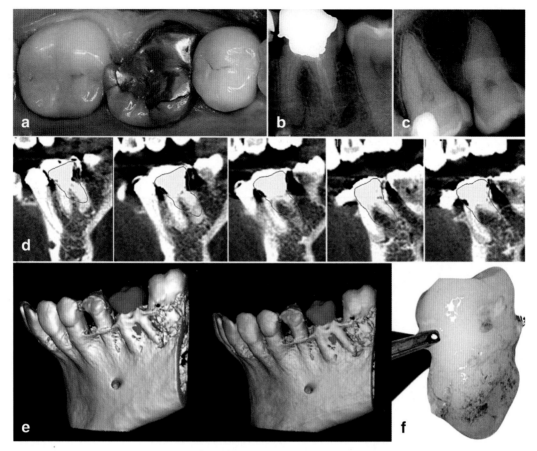

图9.10 拔牙后即刻进行自体牙移植。（a）下颌左侧第一磨牙的银汞合金修复体折裂。（b）术前根尖片显示患牙存在远中舌侧根管。（c）供体牙（上颌左侧第三磨牙）的术前根尖片。（d）自体牙移植数字化设计。（e）3D数字化模拟28牙在受区的位置。（f）无创拔除28牙。（g）拔除36牙后的牙槽窝。（h）供体牙植入受区。（i，j）弹性夹板固定4周。（k）微创开髓。（l，m）术后1个月随访时拍摄的根尖片和临床照片。（n）备牙完成。（o）二硅酸锂超嵌体。（p）术后3年零4个月随访时拍摄的根尖片可以观察到正常的硬骨板和牙周膜间隙。

影像学数据可用于打印牙齿模型，有助于医生对受区进行预备，从而减少术中可能对供体牙造成的损伤，缩短口外治疗时间（图9.11和图9.12）。

9.4.4.2　操作步骤（图9.13）

- 供体牙和受区同时进行麻醉。如果供体牙的根尖未发育成熟，移植后可能会发生牙髓血运重建，因此建议使用不含血管收缩剂的麻药进行麻醉。

- 拔除受区牙。应进行无创拔牙，以保留牙齿周围的骨组织和牙槽窝中的牙周膜。这些组织是影响手术预后的关键因素。

- 通过3D打印牙模型检查受区。根据供体牙3D打印模型的尺寸修整受区牙槽窝，将其植入通过手术软件设计规划的位置。医生可以通过3D打印牙模型和手术导板，确保更快、更准确地确定供体牙模型的位置。建议使用低速、喷水冷却下的外科球钻或超声骨刀处理牙槽窝。从拔牙窝中去除肉芽组织后，后牙应修整牙槽间隔。当供体牙3D打印模型可以无阻力地植入牙槽窝且与骨壁贴合时，牙槽窝的修整已经完成。

- 供体牙的拔除。建议只借助拔牙钳而不要使用牙科手机，以尽可能多地保留牙周膜。为辅助牙齿脱位，有时可以做沟内切口。医生可以通

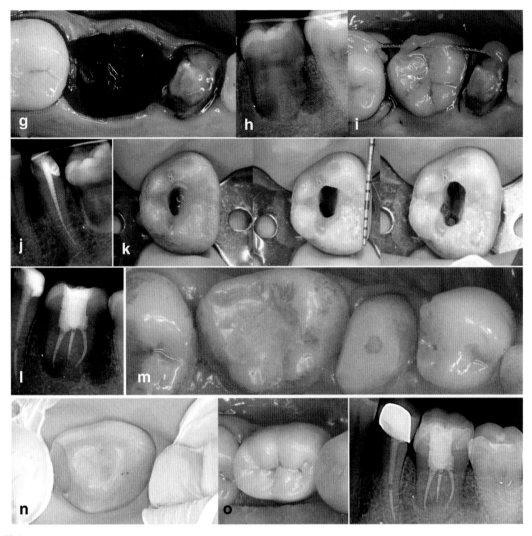

图9.10（续）

过3D数字化模拟，确定是否有必要缩短供体牙的牙根长度或去除一部分弯曲的牙根，以便于植入受区牙槽窝，有助于后续进行根管治疗。供体牙必须储存在适当的介质中，比如商品化的存储介质、Hank平衡盐溶液或生理盐水。供体牙尽早植入受区，略微降低供体牙在牙槽窝中的位置，使其与对颌牙无咬合接触。对于儿童患者，如果供体牙已部分萌出，根尖发育不成熟，植入受区时应将其置于与供区一致的萌出水平。牙根在牙髓血运重建后会继续发育，有助于供体牙继续萌出。

- 新鲜的受区拔牙窝。在大多数情况下，应立即将供体牙植入受区牙槽窝，没有必要设计皮瓣。然而如果受区拔牙在术前几周已完成，在供体牙植入前必须翻开全厚瓣以暴露受区。

- 受区不存在牙槽窝。当受区不存在拔牙窝（即牙齿早期丧失或先天缺失）时，必须通过手术制备牙槽窝。通过3D数字化模拟可以在术前制订详尽的手术计划。也可以在牙槽骨表面标记不同的参考点，在生理盐水冲洗下，使用种植钻、外科圆钻或环钻在受区去骨以制备牙槽窝。

- 受区牙槽窝空间不足。在某些情况下，受区牙槽窝空间较小，不能满足自体牙移植的需求[7-8]。当受区颊侧或舌侧牙槽骨缺失时，应进行引导骨组织再生或自体骨移植[29]。引导骨再生技术

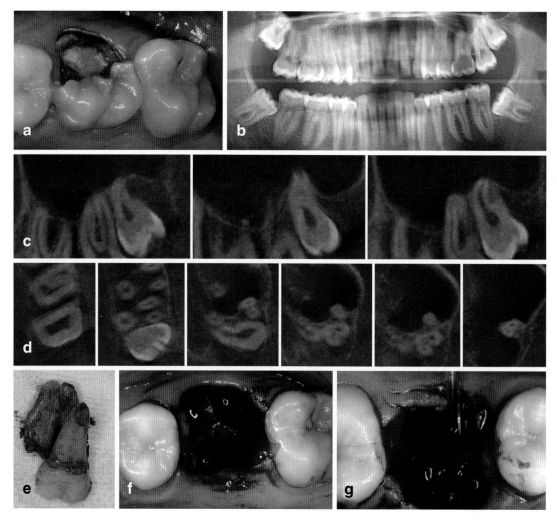

图9.11　发育成熟的第三磨牙的自体牙移植。（a）18岁男性患者，左上颌第一磨牙疼痛。患牙大范围龋坏，拟拔除后移植上颌第三磨牙。（b）初次检查时拍摄的全景片。（c，d）小视野CBCT显示上颌左侧第三磨牙的位置。（e）拔除后的上颌第一磨牙。（f）拔除患牙后的牙槽窝。（g）预备自体牙移植的受区。（h）3D打印牙和供体牙。（i）移植后立即进行临床检查。供体的位置已反转，腭根位于颊侧。（j）供体牙植入后缝合皮瓣。由于供体牙植入后的初期稳定性极佳，因此无须辅助固定。（k）术后以及3周后根管治疗完成后的根尖片。（l）根管充填后通过复合树脂修复供体牙。（m）术后4年随访时拍摄的根尖片显示患牙的牙周膜间隙正常。

的原理是将牙龈结缔组织与牙周膜分离，为成骨细胞增殖提供空间。

- 初期稳定性和咬合调整。移植牙固定的类型和时间取决于多种因素，移植牙的初期稳定性是其中最重要因素之一。如果初期稳定性良好，可以在移植牙的咬合面或颊侧进行缝合固定。医生必须在固定前对咬合进行调整。缝合线应在术后5~7天拆除。如果初期稳定性较差，建议使用复合树脂材料和柔性金属丝制成的弹性夹板在移植牙的颊/舌侧固定4~8周。使用弹性夹板固定后再调整咬合。在术后最初的2天或3天内，可以放置手术敷料以保护术区免受污染。

- 影像学评估。在弹性夹板固定前后拍摄根尖片，以检查供体牙在受区牙槽窝中的位置。如果供体牙的位置与3D打印牙模型的位置相同，则可以省略此步骤。

- 拆除固定装置。如果供体牙较为稳固，则可在4周后拆除固定装置；如果供体牙仍不稳固，固定时间可延长至8周。医生必须在拆除夹板前检查移植牙是否稳固。

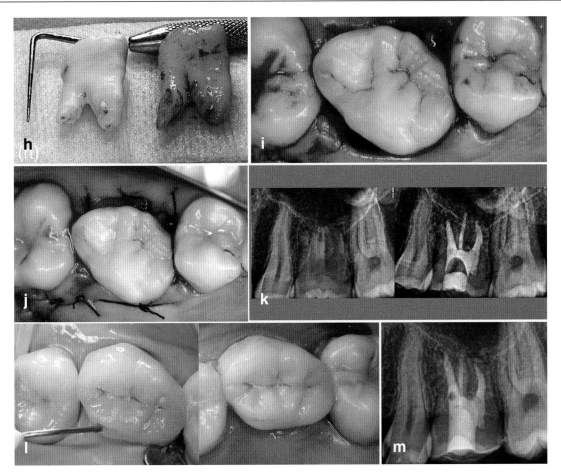

图9.11（续）

- 根管治疗。根尖未发育成熟的牙齿在移植后有可能实现牙髓血运重建，因此在大多数情况下不需要进行根管治疗。牙根会继续生长发育，牙髓电活力测试结果为阳性。如果牙根没有继续发育，并且出现牙髓根尖周病（比如炎症性牙根外吸收），应立即进行根管治疗。如果供体牙的根尖已发育成熟，可以在手术前完成根管治疗。术前完成根管治疗具有一些优点：如果在根管治疗过程中发生了意外（器械分离），可以在植入前通过显微根管手术进行处理。如果供体牙阻生或者所在位置难以进行根管治疗，应在植入后2周进行根管治疗，然后再拆除夹板。医生可以选择进行一次性根管治疗，或者在根管中封氢氧化钙进行多次治疗。在自体牙移植过程中，有时也可以在口外进行根管治疗，但是一般不建议这样做，因为体外

进行根管治疗过程中可能会损伤牙周膜（图9.14）。

- 正畸和修复治疗。拆除夹板后，移植牙通常位于比较理想的位置，尤其是当供体牙的根尖未发育成熟时。需要持续检查移植牙的位置以确保不存在任何咬合干扰。当自体牙移植到前牙区时，应根据美学和功能需求尽快对牙齿形态进行修整。自体移植技术的其中一个主要优点是医生可以微创地在牙釉质上完成牙体预备，并且粘接强度高于牙本质[111]。如有必要，对于牙髓仍存在活力的牙齿可以进行外漂白，而对于根管治疗后的牙齿可以进行内漂白。有时为了使牙齿处于合适的咬合位置，并且与邻牙具有良好的接触，必须进行间接修复。

- 在临床上，医生对于自体牙移植后的正畸治疗比较困惑。目前还没有探讨移植牙进行正畸治

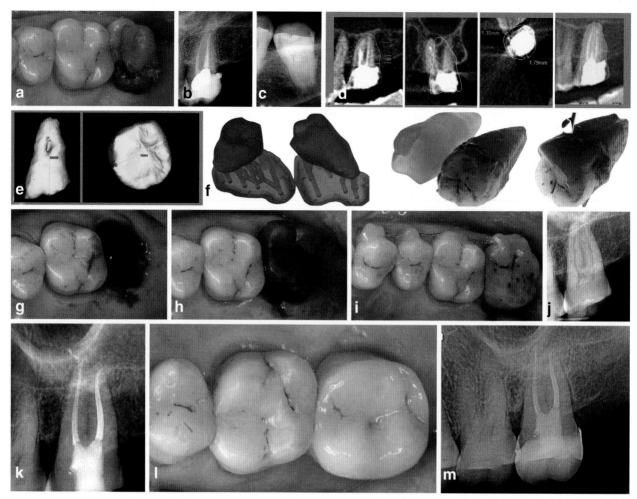

图9.12　牙根发育成熟的牙齿的自体牙移植。（a）68岁男性患者，上颌左侧第二磨牙出现大范围继发龋，无法进行修复。（b）患牙的根尖片。（c）拟拔除患牙移植下颌左侧第三磨牙。（d）3D数字化模拟38牙在受区的位置。（e）在3D打印之前对患牙进行三维重建。（f）比较3D打印牙和供体牙。（g）拔牙后的受区。（h）使用3D打印牙检查受区牙槽窝。（i）固定移植牙。（j）移植完成后立即拍摄根尖片。（k）术后2周进行根管治疗。（l）根管充填1个月后患牙的咬合面照片。（m）术后2年随访时拍摄的根尖片。

疗可行性和时机的文献[109]。尽管缺乏临床随机对照试验，但是正畸力对移植牙的影响似乎很小或没有任何影响[112-114]。然而正如任何伴有牙周膜损伤的外伤牙一样，一般认为在自体牙移植后6个月内不能进行正畸治疗[115-116]。对于根尖未发育成熟的牙齿，应该在牙周膜完全愈合之后、牙槽骨完全形成之前进行正畸治疗。因此，正畸治疗的时机一般是在自体牙移植后第8周到3~9个月[117-118]。

- 定期随访。移植牙完全愈合后，可能会像天然牙一样出现龋病、牙周病。因此需要定期随访。患者的主观能动性对于自体牙移植取得长

期成功至关重要。

9.5　结论

在过去的30年中，随着人们对于自体牙移植、意向性再植等技术的术后愈合机制过程的理解不断深入，这些技术成功率已显著提高。然而关于以上技术的成功标准，目前尚未达成共识，因此在各种研究中这些技术的成功率并不相同。尽管如此，自体牙移植与意向性再植可取得与种植牙相似的成功率。在一些经过合理筛选的特定病例中，自体牙移植与意向性再植可以取得良好

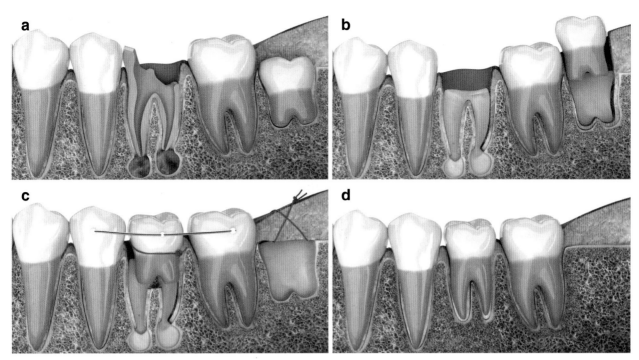

图9.13　拔牙后即刻进行自体牙移植的示意图。（a）下颌第一磨牙无法修复，第三磨牙未发育成熟，大小和形状均适合移植。（b）拔除患牙后，检查受区部位并无创伤地拔除供体牙。（c）使用树脂钢丝夹板（间断缝合）固定供体牙。（d）供体牙的牙髓仍保持活性，牙根继续发育。

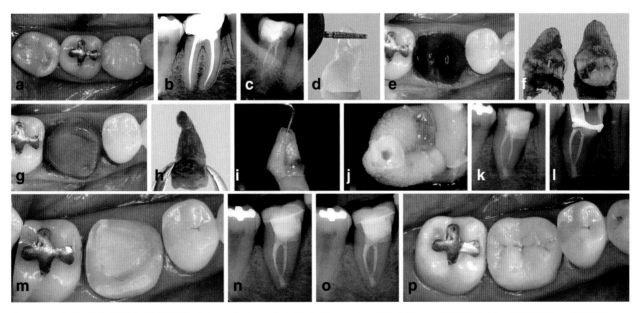

图9.14　自体牙移植结合体外根管手术。（a）44岁女性患者，46和48牙疼痛。46牙无法修复，计划拔除46牙并移植48牙。（b）术前根尖片。（c）供体牙的根尖片。（d）使用3D打印牙模型模拟根管手术。（e）46牙拔除后的牙槽窝。（f）拔除的46牙。（g）在拔除供体牙之前使用48牙的3D打印模型检查受区牙槽窝。（h~j）供体牙进行根管手术，然后植入修整过的受区牙槽窝中。（k）移植后立即拍摄根尖片。（l）术后3周进行非手术再治疗。（m）牙体预备。（n）术后2个月随访时拍摄的根尖片。（o）术后3年随访时拍摄的根尖片。（p）术后3年随访时拍摄的照片显示移植牙取得了良好的美学效果。

的治疗效果。为此，医生必须了解牙周膜、牙槽骨、牙龈组织和牙髓的基本愈合机制。

如果严格按照适应证来认真选择病例，自体牙移植可以取得长期成功，5年成功率为70%~95%。医生的临床技术水平也是自体牙移植最终取得成功的决定因素之一。术前严格筛选病例并借助3D数字化手段制订治疗计划，术中依靠临床经验技巧，可以使自体牙移植取得良好的预后。

由于缺乏临床随机对照试验，外科牵引技术、意向性再植和自体牙移植的循证等级仍然较低。为了更全面地了解以上治疗技术的成功率，必须开展高水平的前瞻性研究，在这些研究中，各种治疗技术取得成功的定义和标准必须一致。由于牙齿再植术后3年仍然可能发生牙根吸收，因此必须进行长期随访，并且在随访时进行详尽的临床和影像学检查。此外，这些研究的样本量必须充足。多中心协作有助于纳入所需的样本，从而获得有重要科学价值和临床意义的结论。